JN148868

6ミリ以上の歯周ポケットも改善できる8つの階段

谷口歯科医院
著　谷口威夫
山岸貴美恵

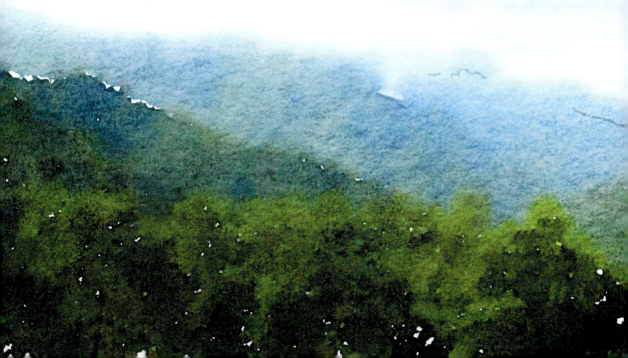

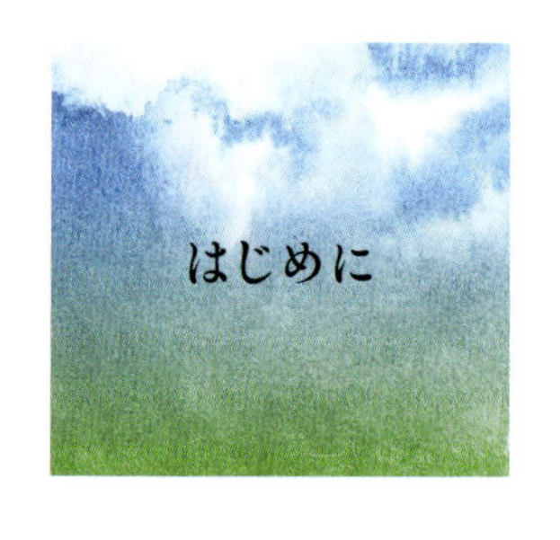

はじめに

谷口歯科医院は本年で開業47年を迎えます。過ぎ去ってみればあっという間の年月でしたが、今、ようやく自信をもって言えることがいくつかできてきました。そのうちの一つに歯周病のほとんどは基本治療で治るということです。当院の患者さんの調査でも初診時の歯周ポケットが7~8㎜ある患者さんの90％近くが基本治療中に4㎜以下になります。その後、長年経過を見ていくと中には進行して抜歯になってしまうものもありますが、まずは、基本治療をしっかりやることだと確信しています。

このたび、ずっと心に温めておいた思いを一気に吐露させていただける機会を得ました。

私は開業当初から自分の使命は歯科疾患をなくすことだと思ってきました。ですから、予防業務を歯科衛生士にお願いしてきました。開業当初はむし歯洪水時代の初期のころで、その後はずっとむし歯との戦いでした。その中で、歯周病にもブラッシングが大切であることを知り、歯周病も私たちの大きなテーマになりました。

私たちがラッキーだったのは初めての歯周病の講演会に歯科医師と歯科衛生士が一緒に出席し、同じ目標をもってスタートできたことです。このきっかけが、その後の40年の歯周病臨床を決定づけることになろうとは思いませんでした。それ以来、新人の歯科衛生士が入るとできるだけ同じ講演会に出るようにしてきました。

したがって、この本も是非、歯科医師と歯科衛生士さんで一緒に読んでほしいし、その中で何か一つ共通の目標を決めて邁進してほしいと思います。

共通の目標を持ったら、それを確かめることが必要です。谷口歯科医院では毎週水曜日の午後2時30分から4時まで勉強会をしています。これは開業以来欠かしたことがありません。内容は1週間分の口腔内写真の供覧に続いて、当番制で歯科衛生士は担当患者さんの症例報告、歯科医師はスタッフに知っておいてほしい情報等、歯科技工士や受付、歯科助手は仕事上の情報や読後感想、診療に対する要望等を発表します。院長が特に指導めいたことをいうわけではありませんが、ディスカッションしてゆく中で自然に谷口歯科医院の方向性ができて、みんなにも伝わっていくようです。もちろん、ルートプレーニングができていなかったりすれば指摘されますので、どの歯科衛生士も全力でルートプレーニングをマスターし、全霊で患者さんにぶつかって症例報告資料を作り上げてきます。このようにして、谷口歯科医院ではどの歯科衛生士に当たっても同じ指導と同じスキルの治療が受けられるように努力しています。

この本のケースも、100％そのようにして積み重ねられた歴代の34名の歯科衛生士が行った貴重な資料なのです。

谷口歯科医院　谷口威夫
山岸貴美恵

目次

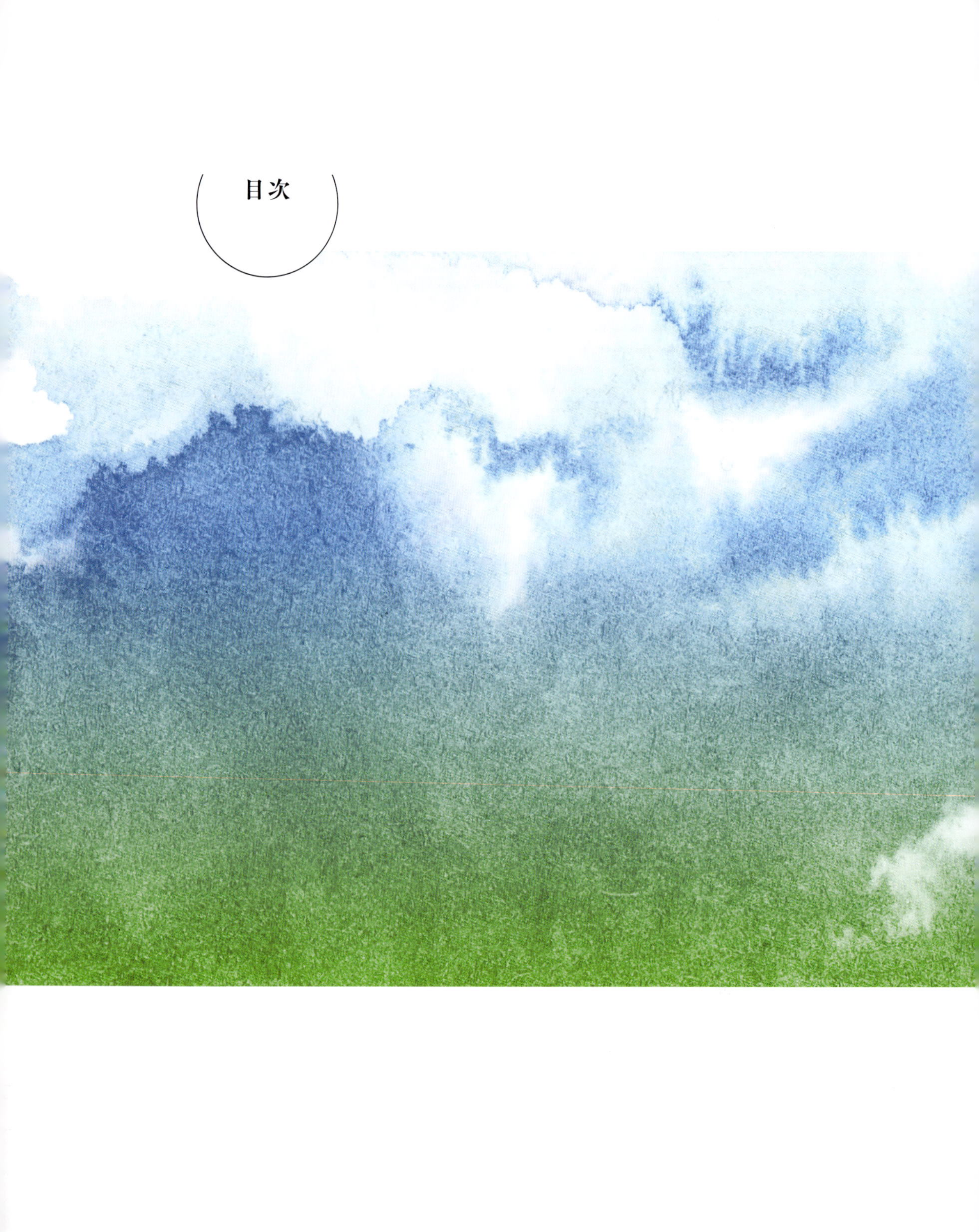

歯周治療は面白い

I

A たった2つのことをやるだけで歯周組織は変わる

私にとって本当の先生は患者さん

1969年、私は大学を卒業して2年目に長野で開業しました。今とは違い学生時代から患者さんを一杯持たされていたし、開業までは勤務の傍ら、大学の口腔外科に在籍していたので、短期間でも多くの臨床経験は積んできたと思います。

とは言っても、大学時代は学生運動全盛で講義よりも集会に出ていた時間の方が多いくらいでしたから、当然の事ながら知識も技術もまったく未熟でした。いざ開業しても、わずかな経験だけで助けてくれる人もいないなかで、目の前の患者さんにどう対応していいのか、わからないことも沢山ありました。参考書を片手に恐る恐る診療するなかで、患者さんとは何か、治療とは何か、生体とは何か、を自分なりに必死に考えていました。

私にとって本当の勉強は開業してからです。地域のスタディーグループに入れていただいき、予防と一口腔単位の治療計画の大切さ、それを患者さんに一生懸命に伝えることを教えていただきました。また、気になる先生がいれば訪ねてお話を聞いてくる。多くの先生方が、長野の若輩歯科医に親身に対応してくださり、医療のイロハから教えていただいたと思っています。本当に、感謝です。

●

当時は知識欲も旺盛で、なりふり構わず多くの勉強会に参加して、最先端といわれていた治療にも必死に取り組んでいました。海外、とくにアメリカからの著名な先生も日本に訪れ始めたころです。著名な先生方は、科学的な考え方のもとでの治療が必要だと語っていくわけです。

しかし、とくに長野という地方ではなかなか通用しないことも沢山あり、新しい考え方や治療法を患者さんに伝えても、患者さんは本気になっては聞いてくれません。臨学一体という概念が、何か違うのではないか。患者さんに対して画一的に臨床応用することは正しいのだろうか、と思うようになってきたのです。

患者さんは一人ひとり異なり、生活習慣もみんな違います。それを同じように画一的に接することは間違いではないか。それならば、患者さんの体や顎に聞きながら試していけばいいのではないか。患者さんから学んでこそ、本当の医療ではないか、という考え方が私の中に大きく膨らんできました。今でもその姿勢は変わっていません。

そういう意味でも、私の先生は患者さんです。患者さんは私たちに多くのことを教えてくれました。患者さんと真摯に向き合い、とことん話し合いながら1本の歯を残していくなかで、治療のスキルも人生に対する向き合い方も教わりました。

Dr. Goldmanのイニシャルプレパレーションのショック

その頃、最初に入れていただいたスタディーグループの若いメンバー5人で「0の会」をつくりました。みんな開業したばかりで同じような悩みを抱えていたので意気投合し、自分たちが正しいと思うことを夢中で実行していきました。

当時は、う蝕全盛時代で歯槽膿漏の歯は抜けたら義歯を入れれば良いという時代です。予防の概念などまだまったくなく、多くの臨床は対症療法でした。

でも、このようなことばかりをやっていては何も変わらない。一時的にう蝕を処置しても再発を繰り返すばかりか、歯を支える歯周をダメにしてしまう。どんなに素晴らしいと思った処置をしても、歯周が健康な状態を維持しなければ何もならないのではないか、と思うようになり、私の興味は歯周疾患に向いていきました。

●

開業して6年目に、アメリカのボストンで勉強されてきた歯科衛生士さんと出会う機会があり、「歯周疾患は治る」というお話を聞きました。初めてキュレットを知ったような状態で、彼女の話も半信半疑だったと記憶しています。そのとき、彼女のアメリカでの先生であったDr. H.M.Goldmanが日本で初めて講演されるので、ぜひ聴講されてはどうかと勧められ、「0の会」のメンバーと各医院に勤務している歯科衛生士とともに2日間受講しました。

1日目のタイトルは「イニシャルプレパレーション」で、その講義を受けた時のショックは非常に大きいものでした。そこで見た初期治療終了時の歯肉は、私たちには健康そのものにしか見えなかったのです。それにも関わらず、Dr. Goldmanは「これからフラップを開ける」と言うので、本当に度肝を抜かれました。

その帰路、講演に参加した「0の会」のメンバー全員で話し合い、「まず、Goldmanの示した初期治療終了時のきれいな歯肉を目指そう」と歯科医師と歯科衛生士で誓い、目標にしたのです。

10mmの歯周ポケットが3mmになった大事件

それから私たちはプラークコントロールやルートプレーニングのトレーニングなど、歯周疾患の基本的な勉強を精力的に行いました。翌年来日したLaurens Yamadaからは歯周疾患の包括的な講義とともに、南カリフォルニア大学准教授で歯科衛生士のMrs. Anna Pattisonから歯科衛生士たちはルートプレーニングの手技を直接教えていただきました。

その半年後、ひとりの患者さんが来院されました。患者さんは歯周疾患で、下顎前歯が抜けて他の歯も抜けるのではないかと心配で来院されたのです。歯周ポケットを診ると10mm、8mm、7mm、6mmという状態です（**図1**）。この患者さんに、経験2年目の歯科衛生士が担当して、覚えたてのルートプレーニングを一生懸命行いました。

そして、3カ月後に「院長！　10mmあったポケットが3mmになっちゃいました」と報告を受けたのです（**図2**）。

図1　初診時の状態

30歳 男性 公務員 主訴：歯周病を治したい

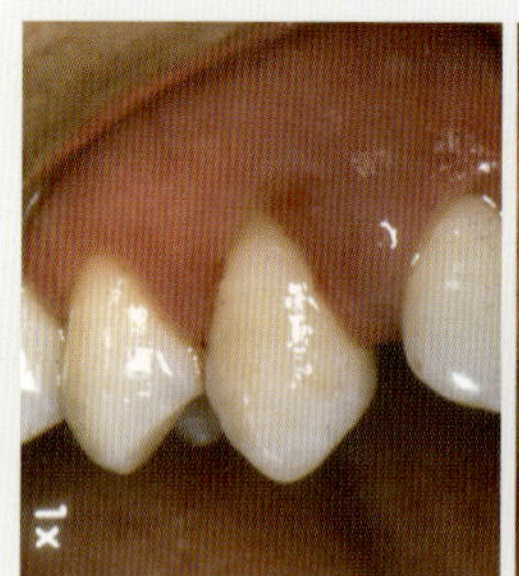

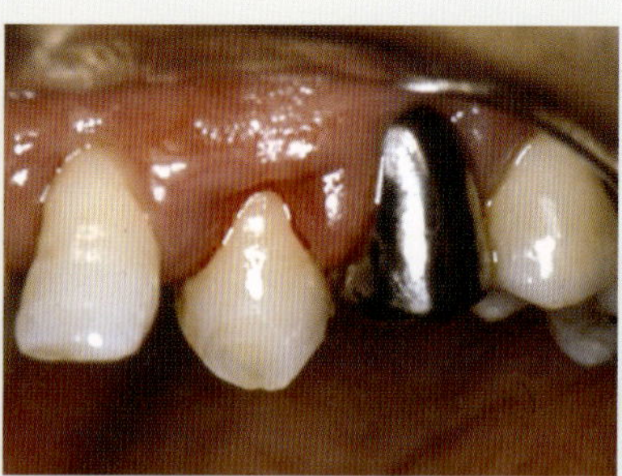

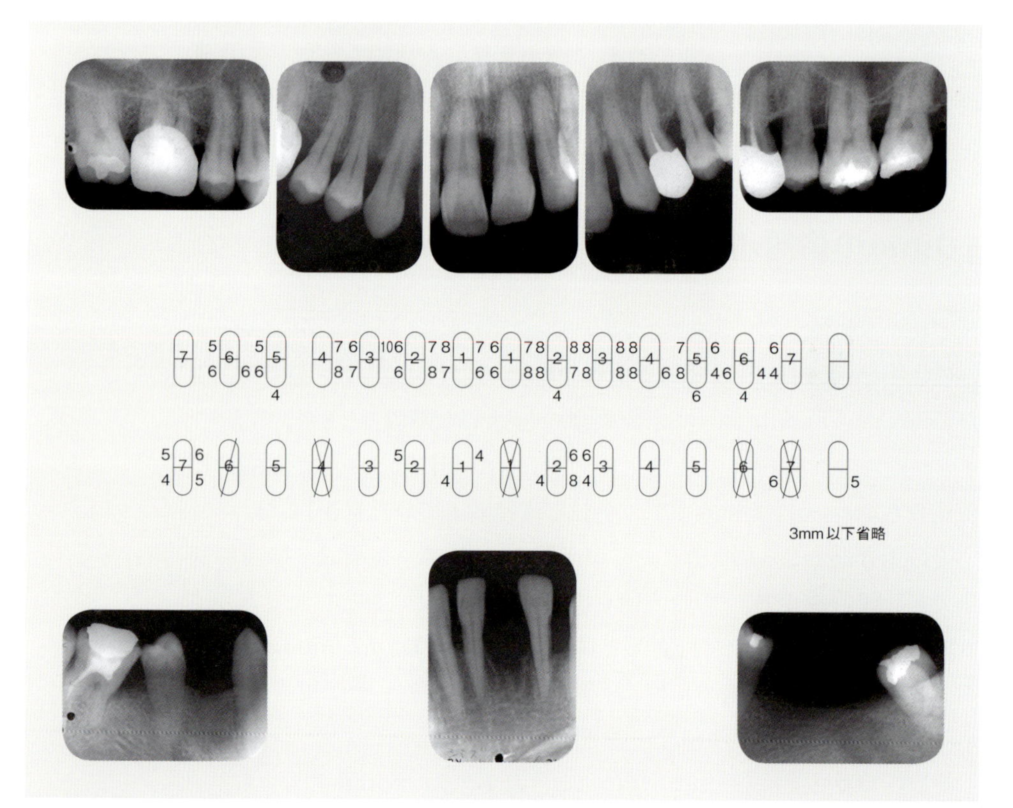

1975年12月

図2　3ヵ月後の状態

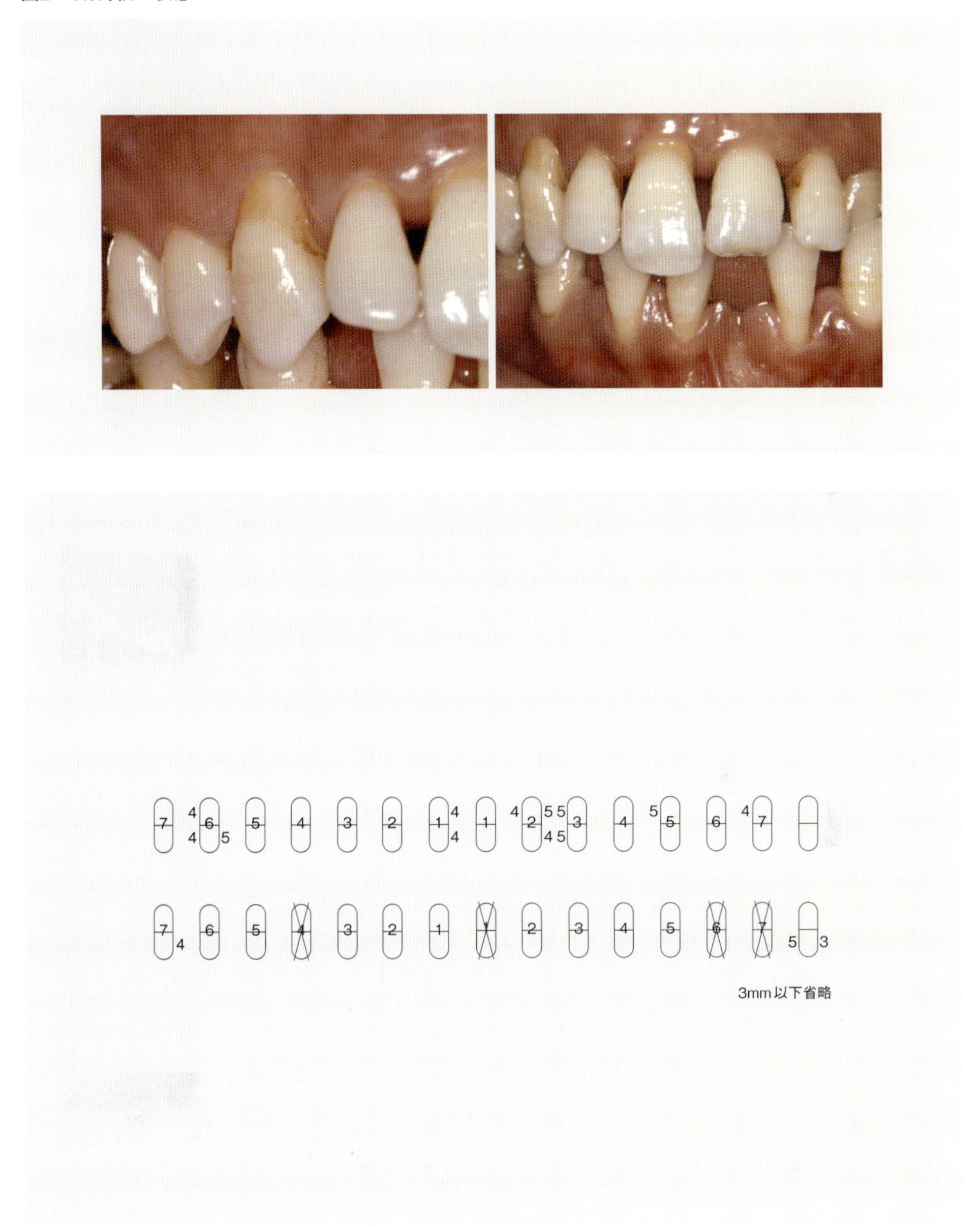

3ヵ月後　1976年3月　10mmから3mmに

まさか、と思ったのですが、歯科衛生士がスライドで追いかけて撮っているのを見せてもらうと、たしかに10mmあった右上3番近心の歯周ポケットが3mmになっている。あの世界一のDr. Goldmanがアメリカでやったのと同じようなことが、長野の歯科衛生士が達成した。それは本当にびっくりで、その時の感激は今でも鮮明に思い出せる大事件であり、大きな転換期でした。

●

10mあった歯周ポケットが3mmになった症例を「0の会」でケースプレゼンテーションすると、メンバーの先生や歯科衛生士たちも強く刺激されて、それまで以上に競い合って歯周治療に挑戦するようになりました。そして、その後は似たようなケースがメンバーの中に幾つも生まれるようになったのです。

きちんとしたルートプレーニングで根面がきれいになり、患者さんがブラッシングを一生懸命にやってくれれば、ほとんどの歯周病は治せるのだと思い込んで、必死に歯周治療に取り組みました。

そのうち、歯科衛生士がX線写真で骨にも注目しはじめ、骨も再生してくるという事例を発表すると、次から次へと骨が再生するケースを出し合うという流れになってきたのです。

患者さんの初診時に、7mm、8mm、10mmあった歯周ポケットが、再評価時には3mmになっている。やがて、深かった骨欠損も浅くなってくる。このような症例が増えるごとに、私たちは歯周病は克服できるのだという気になっていました。

歯周治療を惑わせた2つのできごと

ところが、1980年代になるとルートプレーニングにより得られる付着は、“弱い上皮性付着だから、結合組織性付着が理想的な付着”という

図3　SRP後の治癒形態

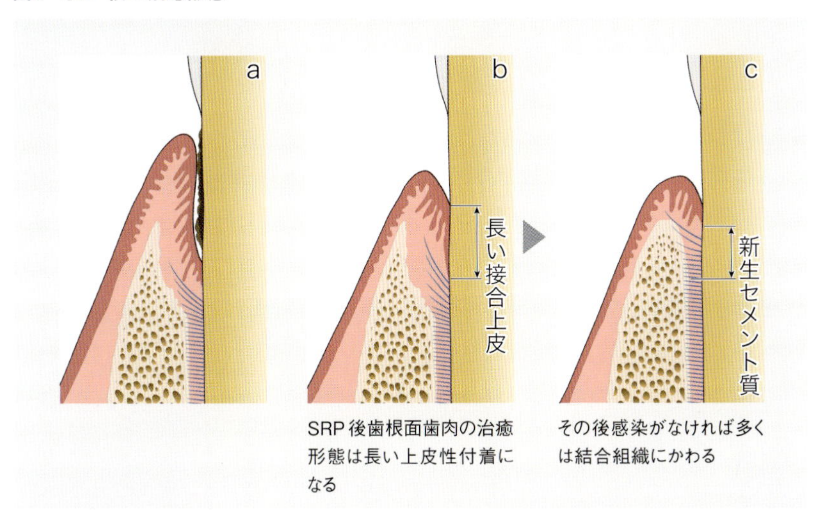

SRP後歯根面歯肉の治癒形態は長い上皮性付着になる

その後感染がなければ多くは結合組織にかわる

話が出てきました。

そこで、歯周ポケットを完全に無くすためにPocket Eliminationを行う。つまり、歯周外科手術により骨を削って表面を平らにして、1〜2mmの歯肉をのせることが良いのだ、というのです。私も少しやってみましたが、土手に木を植えたような歯周組織が理想的とは思えず、やがてそういう歯周外科手術はやめてしまいました。また一方で、そうではなくて上皮が長い接合上皮性付着になる前に、それを阻止してあげれば結合組織性付着が得られるのではないか、という「再生療法」の考え方が登場してきました。

自分としては、長い上皮性付着があったとしても、感染さえ起さずにメインテナンスしていけば、そこに新生のセメント質ができて、歯槽骨もある程度回復する（**図3**）。そのような仮説を立てて頑張ってきたのですが、自分たちのやり方は間違っていたのだろうか。この時期は悶々として、私たちのやり方に少しでもヒントになるような文献を探ってみたのですが、なかなか見当たりませんでした。そうこうしているうちに、時代は一気に「再生療法」に傾いていきました。

●

その頃、私を惑わせたもうひとつのことがありました。

それは、Dr. J. Lindheらが提唱した「クリティカル・プロービングデプス」という考え方です。

これは、フラップを開けた場合とSRPと基本治療だけの場合の比較で、初診時のプロービングデプスが深くなるほど、フラップ手術でのアタッチメントレベルの獲得値が上がってくると示したものです。具体的には、プロービングデプスで5.5mmを境に、これよりも浅ければSRP、深ければフラップ手術の方が治りが良いというものです。これにより、日本中で歯周病学を学んでいた多くの先生方に、5.5mm以上はフラップ手術が適応となってしまったのです。

でも、本当にそうなのか。Lindheの論文をよく読むと、前歯・小臼歯・大臼歯とわけた平均値のグラフが載っていて、前歯ではクリティカル・プロービングデプスは7mmを越すくらい、小臼歯は7.5mmです（**図4**）。ということは、前歯や小臼歯に関しては7mm以上あってもSRPもフラップ

図4　クリティカルプロービングデプス

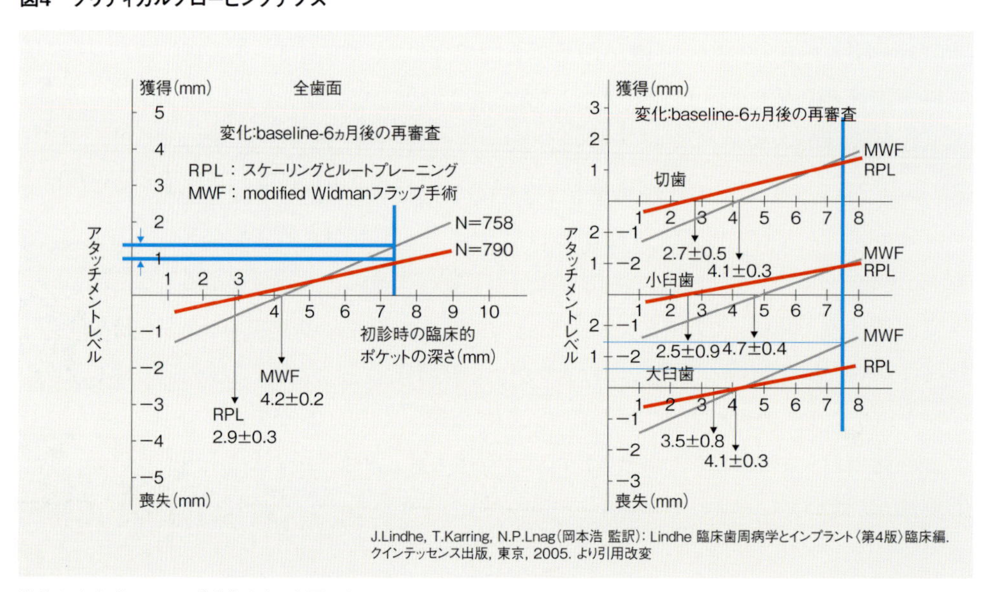

J.Lindhe, T.Karring, N.P.Lnag（岡本浩 監訳）：Lindhe 臨床歯周病学とインプラント〈第4版〉臨床編. クインテッセンス出版，東京，2005. より引用改変

前歯や小臼歯はフラップ手術をする必要はない?

オペも成績はほとんど変わらない。唯一、大臼歯だけに違いが出てくるというものでした。もっと分かりやすくいえば、前歯や小臼歯はフラップオペをする必要がないということです。それが、どうしてすべての部位で5.5mm以上はフラップを開けるということになってしまったのか、私には分かりませんでした。

また、大臼歯に関しては根分岐部病変を含むか含まないかで大きく違うと思うのですが、その区別がない統計は信用できないと思いました。

結局、長い上皮性付着でもよい

それでも、そのうちに私たちのやり方に味方してくれる論文も出てきました。ミシガン大学のDr. S.P. Ramfjordらは、プロービングデプスで7mm以上あった歯周ポケットをSRPした場合とフラップオペを行った場合を比較し、3カ月毎のプロフェッショナルクリーニングを繰り返せば、5年経過後はほとんど変わらないという研究発表が出てきました（**図5**）。

図5　PD7mm以上でもSRPとブラッシングでメインテナンスできる

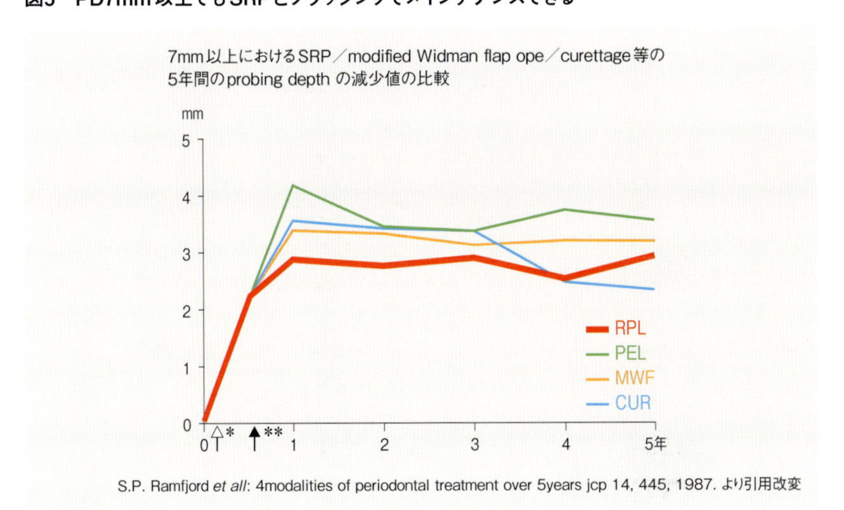

5年後の結果は大きく変わらない？

そんなあるとき東京歯科大学の病理の下野正基先生とお会いする機会がありました。そのときに、「長い上皮性付着であってもメインテナンスをしっかり行えば、結合組織性付着に置き換わる可能性があるのではないか」と質問しました。それから数年後に下野先生がラットで実験をしてくださり、ラットの長い上皮性付着が結合組織性付着に置換するということを立証してくださった（**図6**）。

それからは、長い上皮性付着で良い、それを目指そうと迷わず進んでいきました。

この頃、歯が腫れて抜けそうで心配、という患者さんが来院されました。口腔内を見ると、左下6番舌側に15mm、他にも6mm以上の歯周

図6　長い上皮性付着は結合組織性付着に置換する

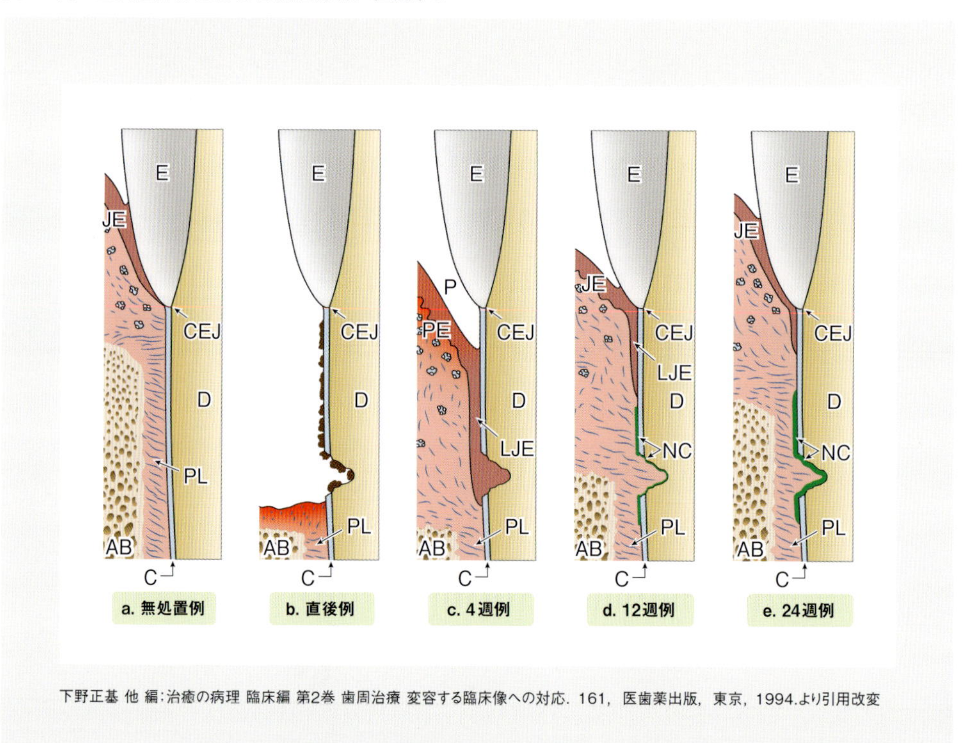

下野正基 他 編：治癒の病理 臨床編 第2巻 歯周治療 変容する臨床像への対応. 161, 医歯薬出版, 東京, 1994.より引用改変

長い上皮性付着は経時的に、結合上皮性付着に置換されていく。

ポケットが何カ所もある重度の歯周病の患者さんでした（**図7・8**）。

この患者さんにも、基本治療としてSRPと患者さんのブラッシングを行いました。右下は再評価のときには、まだ深い骨欠損があり、長い上皮性付着が残っていると思われます。しかし、その状態をずっと維持するようにメインテナンスをきちんと行えれば環境も良くなり、長い上皮性付着が結合組織性付着に変わり、歯槽骨が上がってくる。そして、何年経ってもこの状態を維持できるのです。

このような事例は、これまでに沢山あります。そういうことで、谷口歯科医院ではまず、長い上皮性付着を作ることを目標に、現在でもそれを行っています（**図9**）。

図7　長い上皮性付着をつくる①

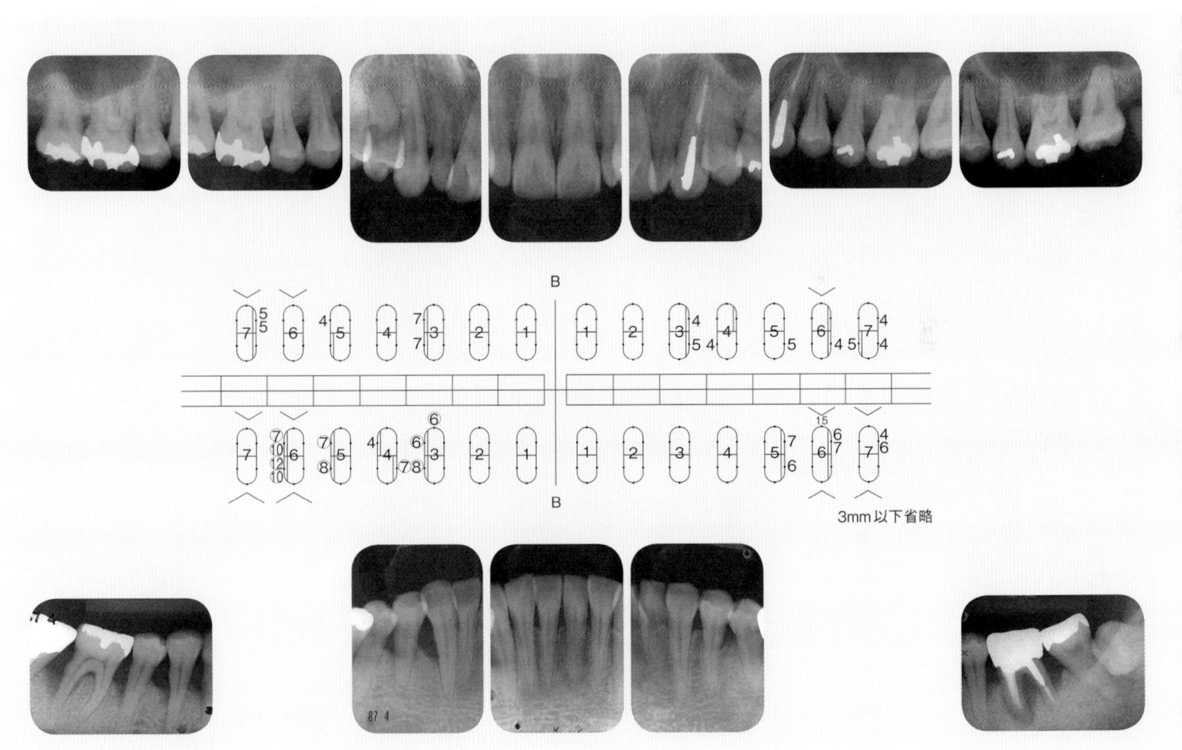

34歳 主婦 初診時 1987年4月

図8　長い上皮性付着をつくる①　右下6番の変化 34歳 主婦

12mmあった右下6番のポケットがSRPとブラッシングのみで3mmになりましたが、まだ上皮性付着を思わせるように歯槽骨と歯根との間が開いています（**矢印**）。しかし、やがてそこに歯根膜ができ歯槽骨が上がってきて、22年後も変化はありません。

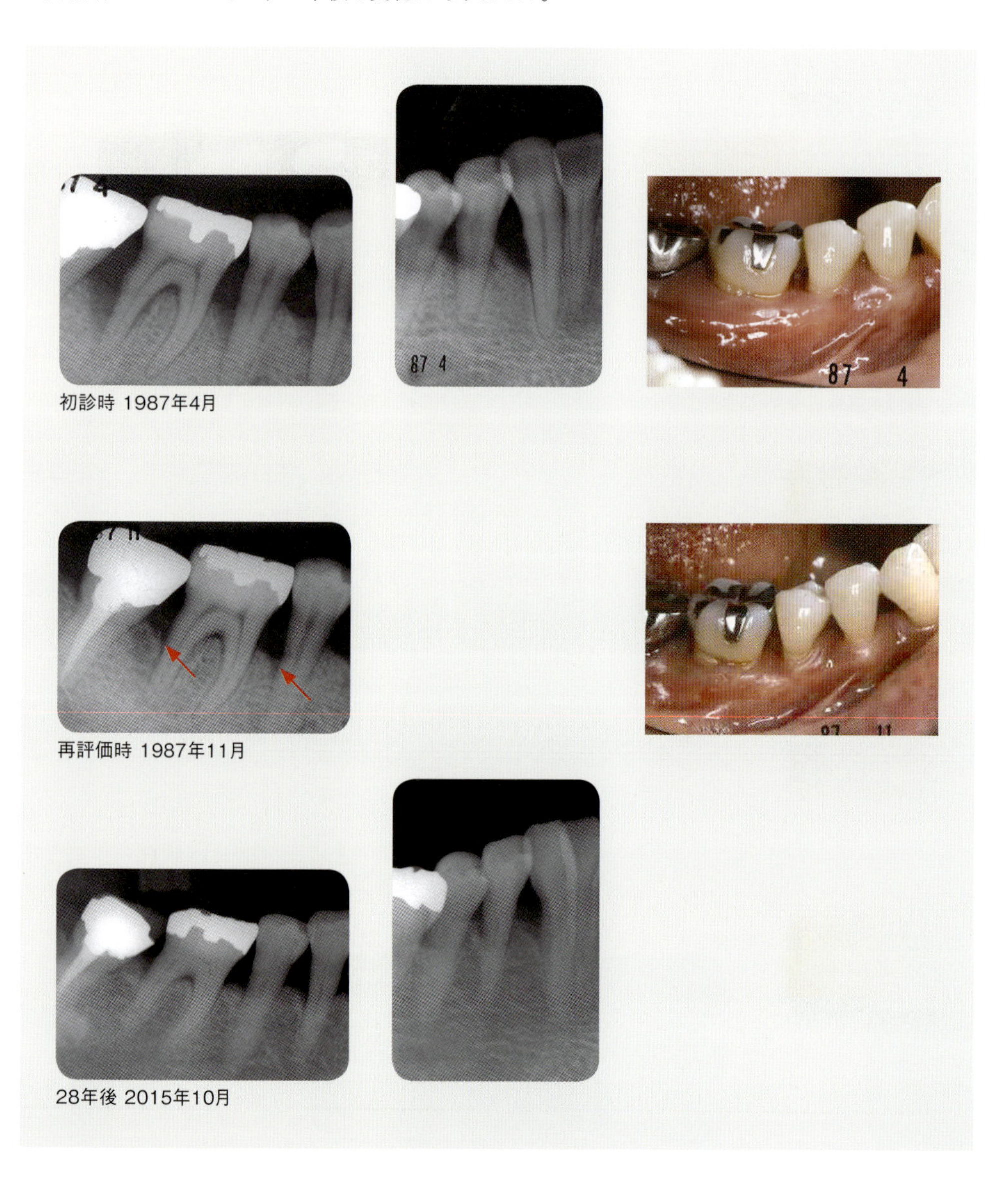

初診時 1987年4月

再評価時 1987年11月

28年後 2015年10月

図9　長い上皮性付着をつくる②　左下5番の変化 41歳 主婦

SRPと患者さんのブラッシングで基本治療をしっかりやるということを実行していきました。

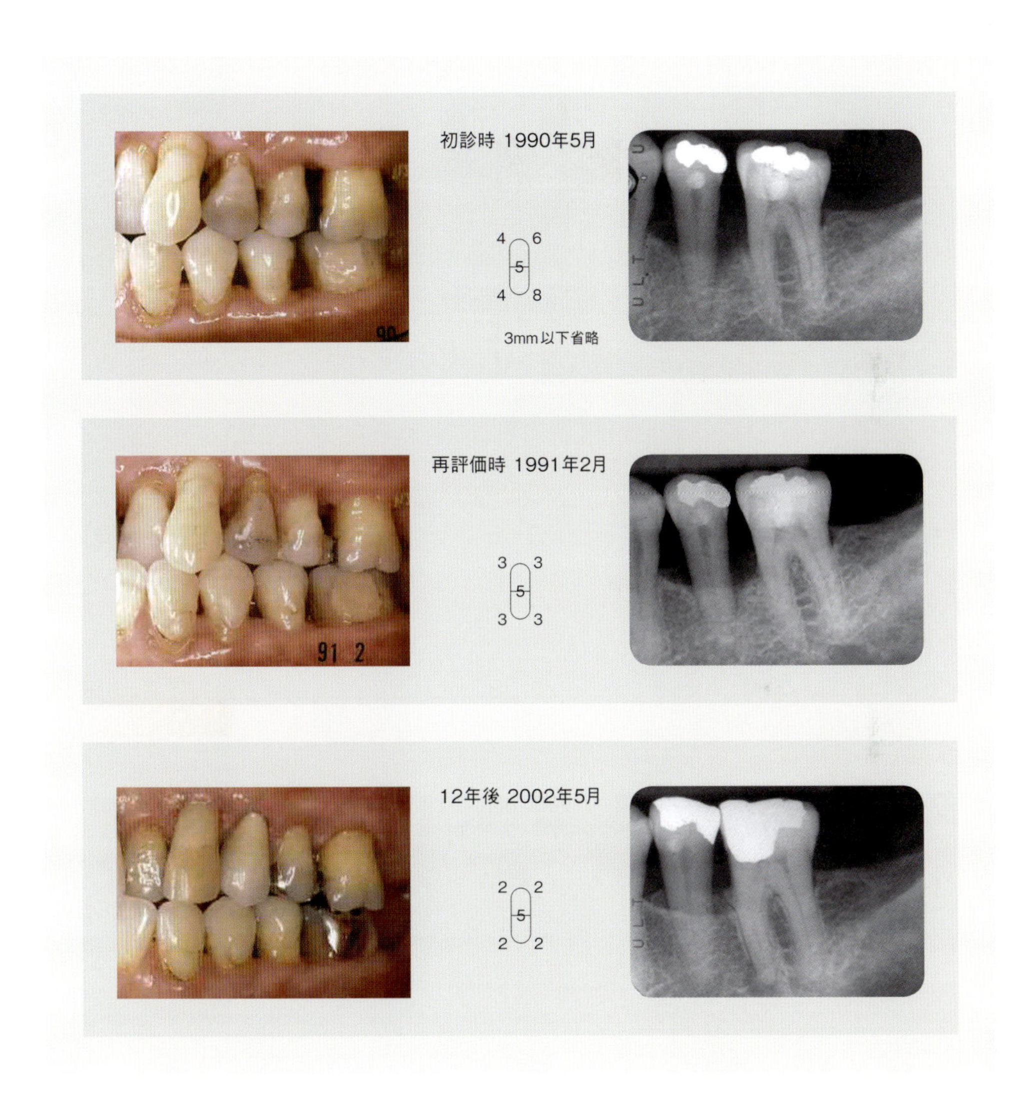

図10　歯間離開が治った、骨ができた、歯周ポケットが浅くなった

これは歯周病によって起こった歯間離開が初期治療だけで元に戻った例です。歯槽骨も回復しているように見えます。

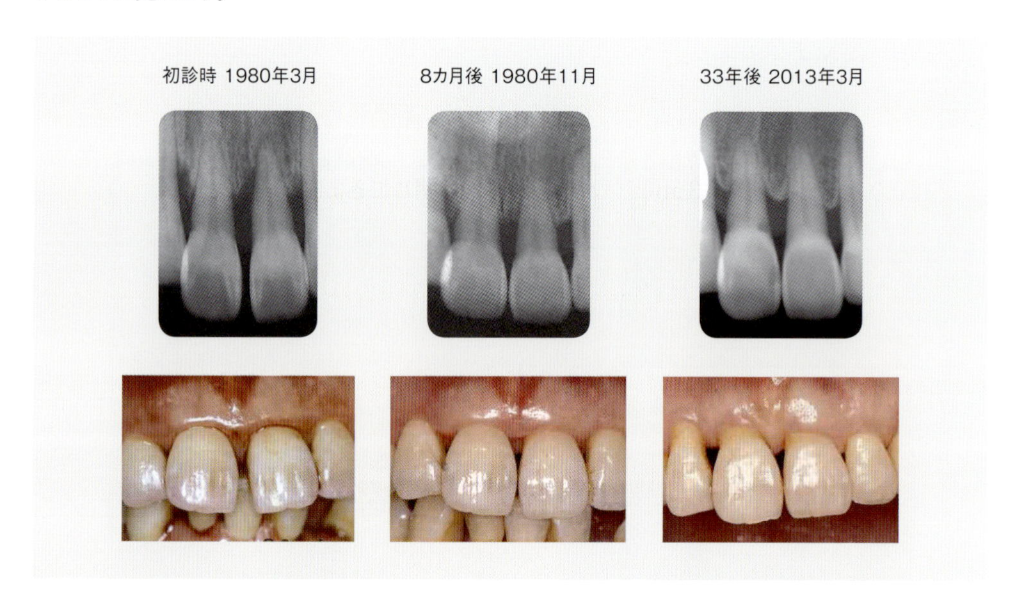

図11　歯の自然移動による歯槽骨の再生

炎症がなくなれば歯はポケットを埋める方向に移動し、動揺もなくなります。そのため、初期固定したり、矯正すると治るのを妨げてしまいます。

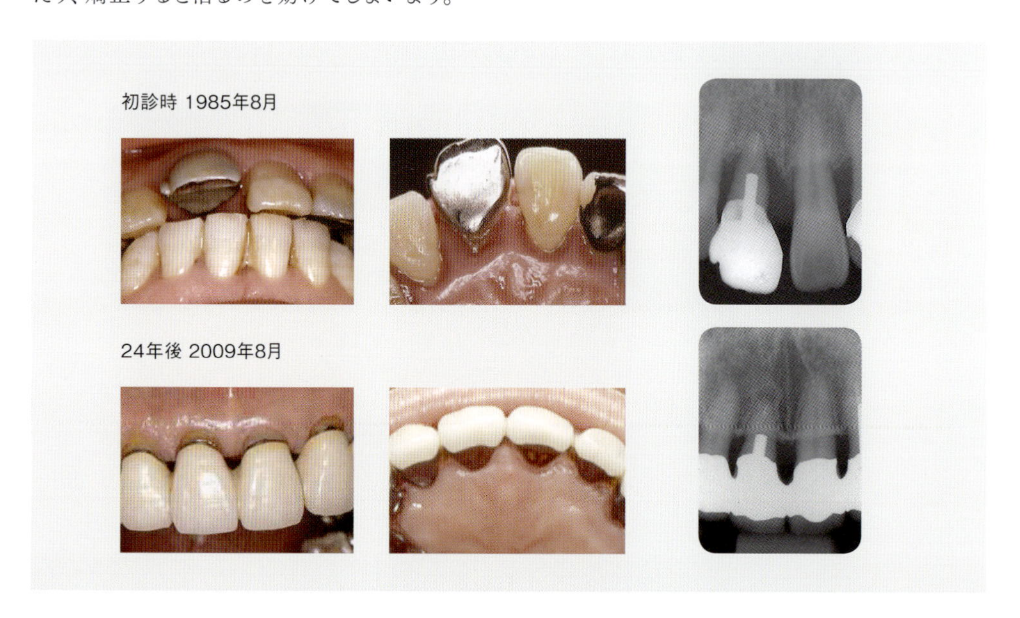

抜歯かなと思っても、まずは保たせることを考える

さらに、長い上皮性付着を効率よく上手につくるために、自然移動、自然挺出、MTMなども行うようになりました。

例えば、初診時に上顎前歯部に8mmの歯周ポケットがあり、歯間も開いている患者さんでも、徹底したSRPと患者さんの一生懸命なブラッシングにより、8ヵ月後には3mmになり歯間離開も閉じてきました。歯槽骨も戻りつつあります。この患者さんの33年後のX線写真でも本当にくっきり歯槽骨ができてしっかり根づいていることがわかります（**図10**）。

また、歯が唇側にフレアアウトしている部位の歯肉を診ると、スキーで滑った跡のように窪みのシュプールができます。この窪みは、深い骨欠損がある状態ですが、基本治療をしっかり行い炎症がなくなればシュプールも改善し、フレアアウトした歯も元の位置に戻ってきます（**図11**）。

歯周ポケットがある歯を暫間固定するタイミングはすごく大事です。つまり、歯周治療中の歯は歯周ポケットの深い側から抜け出すように傾斜していくことで歯周ポケットを浅くしようとしますので、暫間固定でそれを阻止してはいけないのです。

暫間固定しなければならないのは、固定しないと機能が損なわれる場合に限ります。すなわち上手く喋れない、噛めないなど口腔機能を阻害する場合は暫間固定をします。それで、ある程度歯周治療が進行したところで外して、歯が行きたいところに移動させてあげる。そして、それが収まった時点でまた暫間固定するということです。

自然挺出もたまに行います。自然挺出は歯の全周に歯周ポケットがある場合に有効な方法です。ある患者さんですが、初診時に小臼歯のところに12mmの歯周ポケットがありました。最初は抜歯かなと思っていたのですが、患者さんがその歯を抜くのを嫌がったので、駄目かもしれないけれどということで自然挺出を試みました。ある程度、挺出してきたら咬頭を削り抜髄し、3ヵ月ぐらいで挺出も終わりました。結果的に、自然挺出したことで12mmあった歯周ポケットも6mmになり、20年経った現在は4mmで歯槽骨も回復してきています（**図12**）。

改善が目に見える歯周治療はおもしろい

長い上皮性付着をつくり、それが結合組織性付着に変わり歯槽骨もしっかりしてきた患者さんは、谷口歯科医院に通ってくれる患者さんの中には沢山いらっしゃいます。そのような患者さんたちを顧みて思うのは、やはり最初の基本治療がすごく大事で、歯科衛生士がしっかりSRPができて、患者さんが本気になってブラッシングしてくれたら、あとはそんなに大変じゃない、ということです。

でも、SRPが上手くできなかったり、あるいは患者さんがブラッシングに熱心でなかったりすると、なかなか治らない。そうなると、スタッフも患者さんも、治そうとするモチベーションが上がらずうまくいきません。

モチベーションで大切なのは、歯周組織が治ってゆく面白さをスタッフと患者さんと共有することです。二者の共同作業で一生懸命に取り組むことで、歯周組織はいろいろな反応を示してくれます。

治すのは患者さん、私たちは治せる環境を整えるだけ

歯周病は歯科医師や歯科衛生士が治すものではないのです。私たちは基本治療でSRPをして患者さんに治る環境を整えてあげるだけなのです。そして、本当に大事なことは患者さん自身が本気で治したいと思い、一生懸命にブラッシングすることなのです。治すのは患者さんなのです。

それだけに、患者さんの気持ちをそこまで高めないといけません。正直なところ、それは簡単なことではありません。でも、それができるようになると、患者さんとの間の信頼感もたしかなものになり、地域での信頼感も大きなものになってきます。私たちは、SRPやブラッシング指導を通じて、歯周組織を治す環境づくりをしながら、患者さんとの深い絆もつくっていくのです。

次の章では、谷口歯科医院ではどのようなステップで患者さんと向き合い、治療を進めているのかをご紹介していきます。

図12　右上5番の自然挺出

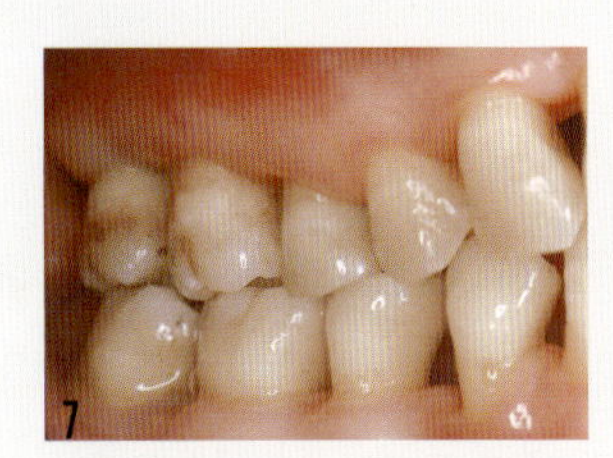

1990年2月7日 左上5番の遠心に歯周ポケットが8mm残ってしまった。咬合面を1mm削除して自然挺出を試みた。

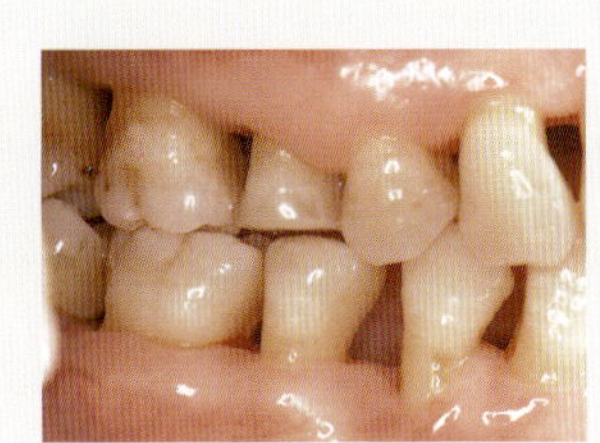

治療開始の2週間後。咬合してきたのでまた1mm削除した。

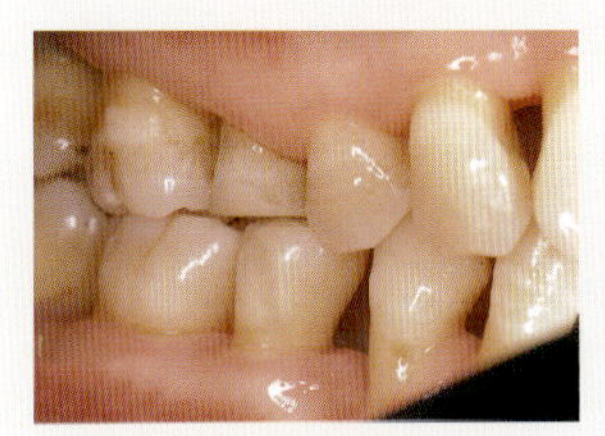

さらに2週間後。再び咬合してきた。

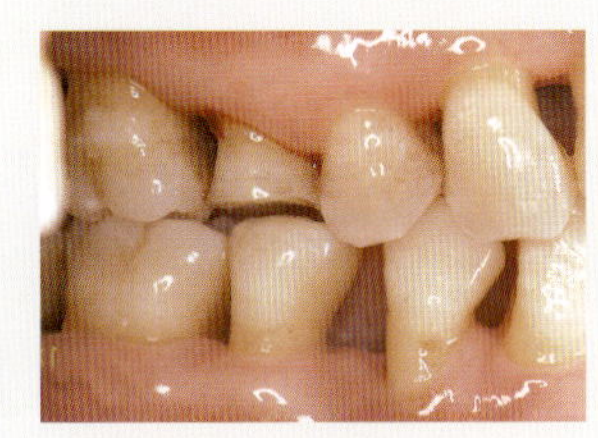

同日、再度1mm削除した。

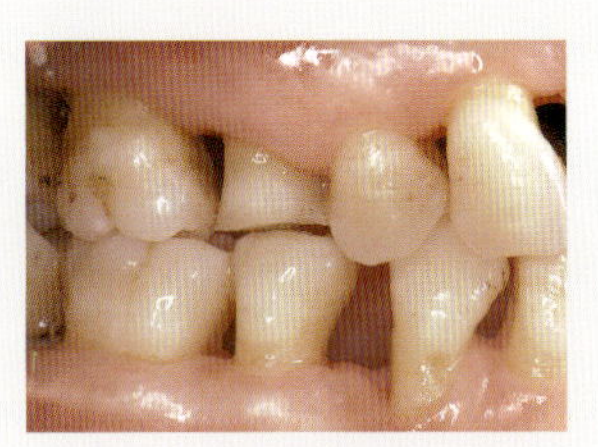

2ヵ月後、自然挺出はほぼ止まった。歯周ポケットも5mmになった。

動揺もなくなってきたので、歯冠修復をしました。やむを得ない治療でしたがおそらく遠心から口蓋にかけての骨は貫通していたと思います。しかし、そこも埋まったように見えます。いまだにしっかり機能しています。

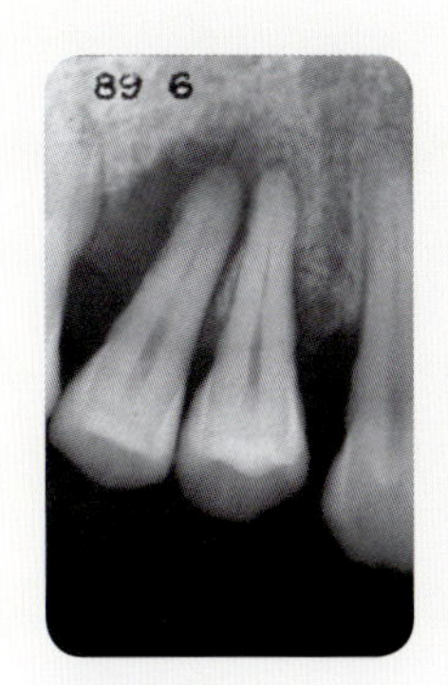

1989年6月

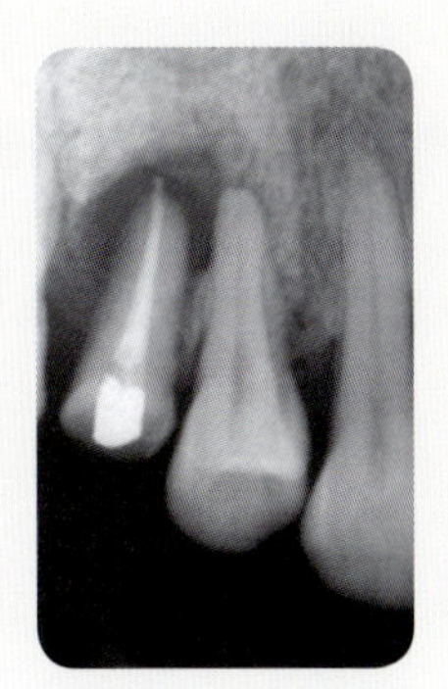

1990年7月 自然挺出終了時

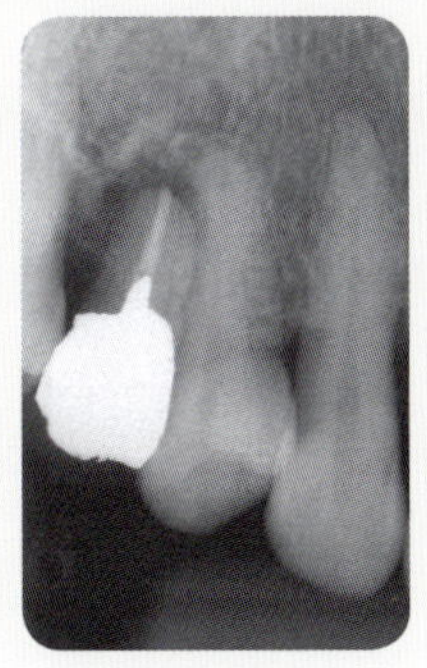

14年後 2003年11月

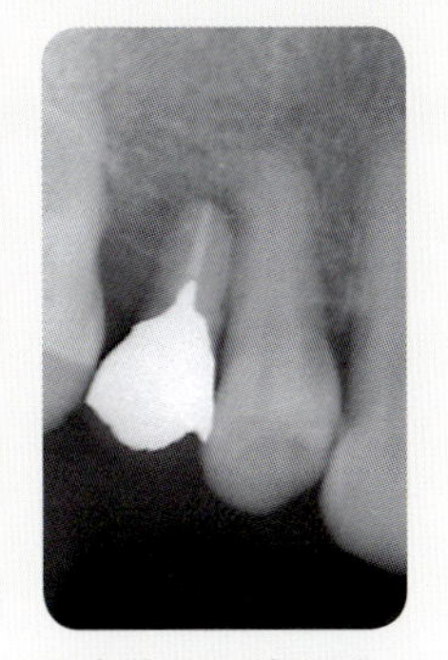

20年後 2009年10月

谷口歯科医院の
歯周治療8つのステップ

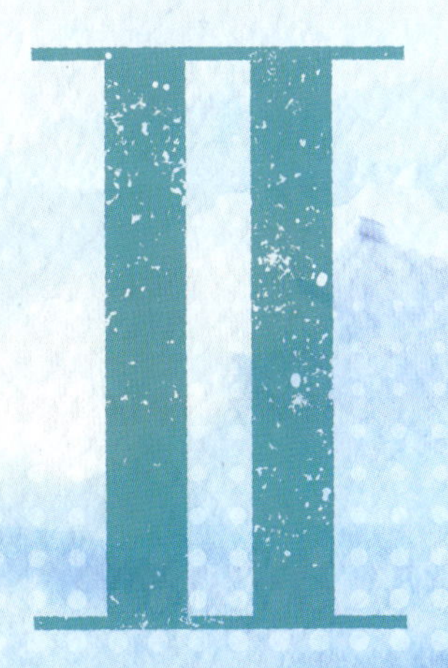

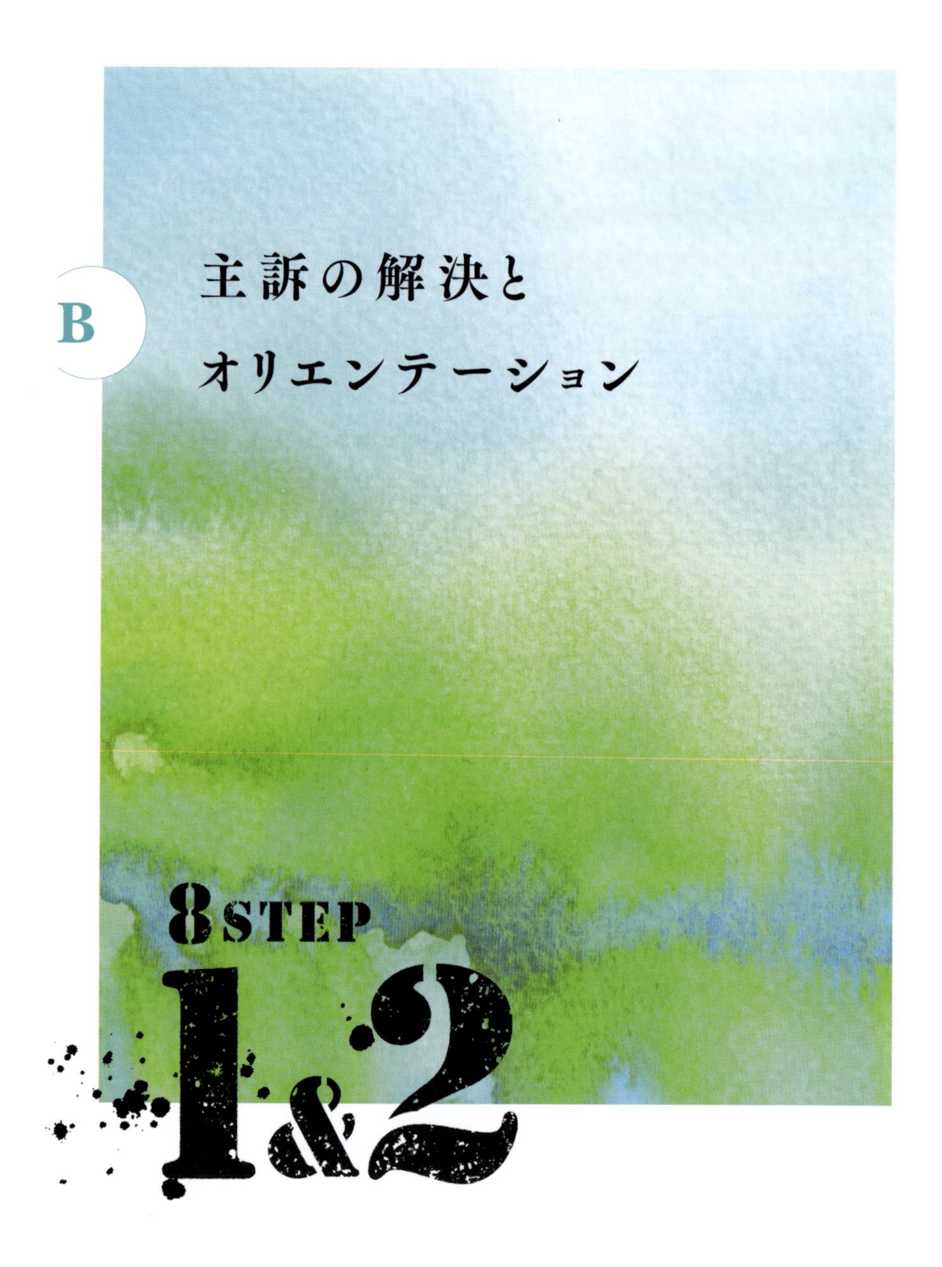

B

主訴の解決とオリエンテーション

8STEP 1&2

8つのステップで患者さんと向き合う

谷口歯科医院では、患者さんとの信頼関係を築くために8つのステップ(階段)で患者さんと向き合います。

それは、「①主訴の解決」「②オリエンテーション」「③診査－共診査」「④カウンセリング」「⑤OHI」「⑥治療」「⑦機能の回復」「⑧SPT：再発予防・メインテナンス」の8つです（**図13**）。

図13　谷口歯科医院の8つのステップ

8STEP	歯科医師の目指す目的と役割	歯科衛生士の役割	
1	**主訴の解決** ●不安を取り除き、信頼を受け取る	●主訴の記入 ●病歴の記入 ●主訴の確認	→ p28
2	**オリエンテーション** ●将来の明るい見通しと今後の展望を示す ●信頼を得る		→ p28
3	**診査――共診査・記録** ●病態のすべてを診てもらっているのだという安心感を与える	●スタディモデルの印象 ●プロ―ビング ●X線写真セッティング ●共診査（記録）	→ p42
4	**診断（インフォームドコンセント）** ●現状の理解 ●モチベーションをつける ●自分の歯は自分で守る決意をもってもらう		→ p42
5	**OHI** ●患者さんが自ら治す環境をつくる	●ブラッシング ●歯肉を読み育てる ●食生活指導	→ p52,64
6	**治療** ●主役はルートプレーニング	●ルートプレーニング ●咬合のチェック ●自己暗示療法の指導 ●再評価	→ p74
7	**機能回復** ●咀嚼能力表による評価	●咀嚼力測定 ●舌ストレッチ	→ p82
8	**SPT（再発予防・メインテナンス）** ●リスクファクターとの長い葛藤の旅	●定期健診	→ p82

このステップは歯周療法に限ったことではなく、来院されたすべての患者さんに当てはまるもので、それぞれが常に関連し連続したものです。そして、これらのステップを踏みながら、患者さんとの信頼関係をより高めていきます。

その第一歩にもなるのが「主訴の解決」で、私は最も大切に考えています。

患者さんの不安を取り除き、主訴を解決する

患者さんのほとんどは、初めての歯科医院が谷口歯科医院というわけではありません。多くの患者さんは、ここに来るまでに何件もの歯科医院に通われて、やっと辿り着くわけです。それは、紹介かもしれないし、たまたま偶然に来たのかもしれません。

どのような来院の仕方であっても、患者さんはいろいろな不安を持って来られます。病状はひどいのだろうか、痛くされないだろうか、先生は恐くないだろうか、治療費はどのくらい掛かるのだろうか……等々。とにかく、いろんな不安でいっぱいです。

だから、まず患者さんの不安を取り除いてあげるということが一番大事で、それによって「この歯科医院に来てよかった」と思ってもらうことが大切です。つまり、初めて来院されたその日が、患者さんとの信頼関係を築く上でものすごく重要だということです。

そのためにも、患者さんの来院理由をしっかり聞いて、その日の主訴を速やかに解決してあげることが大切なのです（**図14**）。

図14 問診票

おたずね

当院ではあなたの全身の健康に留意しながら診療を進めていこうと思っています。そんな趣旨をご理解の上質問にお答え下さい。　　年　月　日

あなたのお名前 ＿＿＿＿＿＿

御住所 〒＿＿＿＿ ＿＿＿＿＿＿

電話番号＿＿（　　）＿＿＿＿

お勤め先（支店等まで）＿＿＿＿＿＿

電話番号＿＿（　　）＿＿＿＿ 内線＿＿＿＿

1 どうなさいましたか？ 左下の歯ぐきははれていたい。歯周病をなおしたい。

2 それはいつからですか？ 20日前

3 歯の治療や麻酔で異常を起こしたことがありますか？ はい＿＿＿＿ （いいえ）

4 次の項目であなたに当てはまることがあったら幾つでも○をして下さい

（1）かみ合わせがおかしい　（2）顎の関節（耳の前）が変だ　3 歯ぎしりしていると言われたことがある　4 歯の治療でトラブルがあった＿＿＿＿＿＿

5 現在または過去にかかったことのある病気がありますか

高血圧症　低血圧症　糖尿病　肝臓病　腎臓病　心筋梗塞　狭心症　脳卒中

その他心臓疾患　血液疾患　貧血　消化器疾患　その他＿＿＿＿＿＿

6 上記の病気で現在も通院中ですか

医院または病院名＿＿＿＿＿＿ 主治医＿＿＿＿＿

電話番号（もし分かれば）＿＿＿＿（　　）＿＿＿＿

7 現在飲んでいる薬はありますか　はい＿＿＿＿＿＿ （いいえ）

8 今までに薬で副作用が出たことがありますか　はい＿＿＿＿＿ （いいえ）

9 そのほか、アレルギーを起こしたことがありますか はい＿＿＿＿ （いいえ）

10 家族構成を教えて下さい

自分だけ　（配偶者）　子ども 2 人＿＿＿＿　父　母　その他＿＿＿＿＿

11（女性の方へ）妊娠していますか はい＿＿ヶ月または週　予定日＿月＿日 （いいえ）

12 歯の治療に対してご希望がありましたらお書き下さい＿＿＿＿＿＿

＿＿＿＿＿＿＿＿＿＿＿＿

13 当院のことをどなたかにお聞きになりましたか ○○先生 さん　いいえ

14 ご都合のよい時間帯や曜日がありますか＿＿時ころ 土 曜日　いいえ

どうもありがとうございました　谷口歯科医院

長野市南石堂町1271　026-226-0262

歯科医院が怖くて行けなかった患者さん（図15）

病院で事務を行っている女性が1989年に来院されました。

全身に既往症はほとんどなく、10年ほど前に別のA歯科医院から歯周病になりかけていると言われたけれど、とくに自覚症状もなかったので放置してきたという方です。

あるとき、左上7番が自然脱落したのでA歯科医院に行ったら、いきなり8本抜歯だと宣告され怖くなって二度とその歯科医院には行く気にならなかったそうです。

それで、しばらく自家療法を行っていたけれど、その後、歯間が空いてきたので勤務先の口腔外科の先生に相談したところ、近くのB歯科医院を紹介され歯科衛生士さんから歯石除去とブラッシング指導を受けて歯周基本治療をされたそうです。

それでも、ときどき歯周が腫れることがある。それで、B歯科医院に行くと院長先生が「お前の磨き方が悪い」と、本当に罵るように叱られる。それが怖くて通うのが嫌になり諦めていたところ、勤務先の他の先生から谷口歯科医院に行ったらどうだ、ということで私のところに辿り着いた患者さんでした。その時の患者さんの主訴は、左下6番の歯肉が腫れたということです。

●

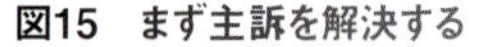

図15　まず主訴を解決する

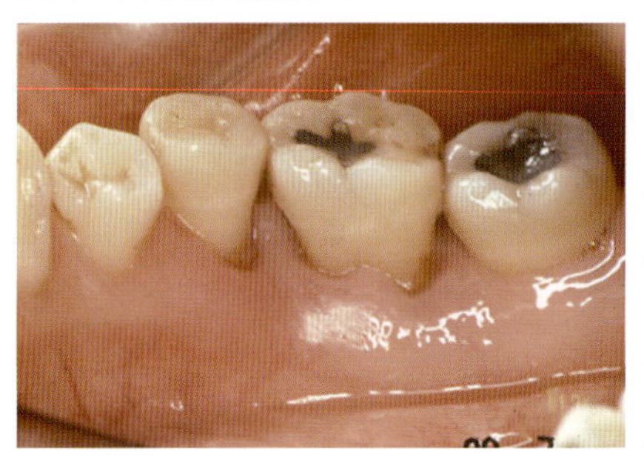

主訴は「左下の奥歯が腫れて、うまく噛めない」ということでした。しかし、お話を聴いていると、主訴の真意は「歯を抜かないで歯周病を治したい」ということがわかりました。そこで、「主訴が解決したら口腔全体の検査をして、その結果をお話しして治していきましょうね」という旨のお話をして、歯周病の急性発作の治療をしました。

まず主訴をしっかり聞くことです。しかし、患者さんの訴えをしっかり聞くということもなかなか難しいようで、問診票に書いたことをベースに簡単な質問だけで終わらせてしまうことも多いようです。

先生によっては、患者さんに喋られていたのでは仕事にならないので、できるだけ喋らせないことが診療のコツだという方もいますが、私はそうじゃないと思います。患者さんが不安を抱えて来ているのだから、患者さんの想いをできるだけ聞いてあげたい。時間がかかってもいいと思うのです。

話を聞くだけで泣き出した患者さん

最近、長野に転居して来られた患者さんです。

それまでは都心の歯科医院に通っていて、歯周治療を受けて何年も定期健診にも通っていたそうです。自分では歯周治療をしっかり行ってきたと思っていたけれど、左上6番が痛く腫れてきたので来院されました。診たところ歯周病も進行しているようだったので、X線写真を撮らせていただいてお話をお聞きしました。

そうしたら、患者さんが喋っているうちに泣き出してしまったのです。スタッフは「院長また泣かせてしまいましたね」と言うのだけれど、私は患者さんの話を聞いてあげていただけです。

全身疾患で三叉神経痛にも罹っている患者さんで、「これまで何軒もの病院や歯科医院に通ってきたけれど、こんなに自分の話を聞いてもらったのは初めてだ」というのです。

●

自分が抱えている不安や苦痛を吐き出すだけでも、患者さんはすごく楽になり自己治癒力も喚起されると思います。だから、まずお話を聞いてあげる。そのとき、患者さんの訴えに対して、分かりますよという意味で『そうですか、それは大変でしたね』と言うだけでもいいのです。この一言だけでも、患者さんの苦痛は和らぎます。

患者さんが、その日に来院された主訴と、その裏に隠れているこれまでの苦痛をしっかり受けとめることができれば、患者さんとの信頼関係の第一歩は築けます。

患者さんの信頼を得るために

患者さんのお話を聞いて信頼を得るためには「傾聴」「受容」「共感」「対応」といった4つのポイントがあるといわれます。

「傾聴」は、相手の言葉の背後にある気持ちや心の声を聞くこと。相手の考え方が伝わってくるまで「聴く」ことで、患者さんの気持ちに寄り添うことです。

「受容」は、相手の境遇、行動、感情にかかわらず温かい気持ちをもって、相手の表現、感情、考え方を受けとめること。たとえ、患者さんがおかしなことを言っていると思っても、決してこちらの解釈でゆがめてしまったり、勝手な評価をしないことです。

「共感」は、相手の怒りや混乱を、あたかも自分自身の物であるかのように感じとる。しかし、自分をそのなかに巻き込まず第三者の立場から理解してあげることです。

「対応」は、相手の言葉の背後にある気持ちや考え方、不安等を解消するような処置や説明をすること。しかし、必ずしも患者さんの要求や欲求を鵜呑みにすることではないのです。

コーチングなどの本を読むと、お話を聴く姿勢として上記のようなことが多く書かれています。私たちも初めての患者さんからお話しを伺うときには、心の姿勢として4つのポイントを持つことは大切です。しかし、それにとらわれるあまり話の内容が右から左に流れてしまうようだと、「先生はちゃんと話も聴いてくれない」と、かえって逆効果になってしまいます。

ですから、あまり難しいことは考えずに『そうですか、それは大変でしたね』と、患者さんをやさしく包むように応えてあげるだけでも、患者さんは安心されていろいろなことをお話ししてくれます。患者さんは十人十色です。いろいろな方が来られます。自分たちにゆとりがないと、ちょっとしたことでお互いに熱くなってしまいがちです。そうならないように、大きな心で接することが、信頼を得るための第一歩だと私は思います。

主訴の真意をしっかり受けとめる

患者さんのお話を聞いてあげることと共に、すごく大事なことが「主訴の真意を探る」ということです。

例えば、“歯が動いて噛めないので抜いて入れ歯にして欲しい”という患者さんが来られたとします。その訴えをスタッフが聞いて、「抜いて入れ歯にして欲しいと患者さんは言っています」と院長に伝え、院長は「じゃあ、まずは抜歯しよう」となったら、助かるかもしれない歯を抜いてしまうことにもなりかねません。

それでは、この患者さんの訴える主訴の真意は何なのかです。

まず、「歯が動いて」は状況を示しているだけです。「噛めない」ということが患者さんが本当に困っていることです。「抜いて入れ歯にして欲しい」は、治療方針を自分で決めているだけです。この患者さんは、これまで通っていた歯科医院だったらこうされてきた、と思ったことを口に出したのだと思います。

患者さんの主訴は「噛めない」ですから、まずは噛めるようにしてあげればいいのです。その歯は保存できないかもしれないけれど、とりあえず、その日は暫間固定して噛めるようにしてあげる。

最近は、ケースプレゼンテーションやポスター発表などで「主訴：欠損部の補綴」と表記されているのを目にしますが、これは主訴ではありません。主訴は、補綴しなければならない状況で、噛めないとか、見た目がおかしいとか、患者さんの困っている状況が主訴です。主訴の真意をしっかり捉えないといけません。

そして、その日の主訴はできるだけ一日で解決することがすごく大事です。

名医になれるチャンスは主訴の解決から

私は若い歯科医師に「名医になれるチャンスを逃すな」とよく言います。それは、初めて来られた患者さんの主訴を、その日のうちに解決してあげること。そんなことからチャンスは生まれるのです。

ある患者さんが、歯茎が腫れて痛くて噛めないと来院されたとします。その時は、まだ腫れたばかりなので切開しても排膿しません。本音では、「まずいところに来たな」と思うのですが、まずは根管治療と咬合調整をして、とりあえず噛める状態に回復してあげる。その時に「腫れるかもしれないけれど、できるだけのことはしておきました。もし我慢できなかったら、いつでも連絡してください」と伝えて、その日は帰っていただけばいいわけです。

ところが、この状態では待った方がいいと思い、たいした治療もせずに終わらせてしまうこともあります。すると、その晩にパンパンに腫れて、患者さんは「あの歯科医院はダメだ」と思い、翌日は別の歯科医院に行かれます。

次の歯科医院では、パンパンに腫れているので、切開・排膿して根管治療する。そうしたらすぐに治ってしまった。たまたまタイミングが良かっただけですが、患者さんにしたら前の歯科医院はダメだけれど、今度の歯科医院はすごいとなる。つまり、その日の主訴を解決できないと名医になれるチャンスを逃してしまい、名医の称号は次の先生にいってしまうのです。

また、初診日に主訴を置き去りにしてX線写真を何枚も撮ったり、口腔内が汚いといってプラークコントロールが先だと、主訴と違うことばかり説明していたら、患者さんは不安と不信に苛まれます。そういう時の患者さんは、寡黙になるか落ち着きがなくなり、その後、二度とその歯科医院には行かなくなります。そして、「あの歯医者はダメだ、何も分かってくれない」ということになってしまうのです。

必ず主訴の解決を確認する

患者さんのお話を伺って主訴を確認して、その日のうちに主訴を解決できたと思っても、それで本当に解決できたのかは患者さんでないと分かりません。

かつて、理容師の患者さんが来られました。奥様から「口が臭い」と言われ、自分でも臭うような気がするし、お客さんに不快な思いをさせては申し訳ないということでの来院でした。

口腔内のブラッシングは行き届いているのですが、インレーの脇から二次う蝕になっている歯があります。X線写真を撮ってみると根尖病巣のある歯が数本あります。私は患者さんに「この歯かもしれませんね」と言って、その歯を根管治療して、その他の数本の歯に鋳造冠を装着して終わりにしました。

しばらくして、この患者さんが再び来院されました。「女房がまだ臭うというのです。まだ、むし歯があるのではないですか」と。私はちょっとむくれて「もうどこにもありませんよ」と言ったのですが、そのときに“しまった”と思いました。

考えてみれば、最初に来院されてから1回も主訴が解決されたのか確認せずに治療を進めていました。主訴をそっちのけで、次々と主訴と関係のない歯まで治療していたのです。このようなことは、往々にして起こります。それ以来、再来時には「主訴が解決しているのか」を患者さんに伺い関係スタッフ全員で必ず確認するようにしています。

医療はDOSが優先されてきました。DOS（Doctor またはDisease Oriented System）は、「医者あるいは病気優先の医療」です。それに対しPOS（Patient またはProblem Oriented System）「患者さんの持っている問題点優先の医療」というものがあります。主訴の解決というのは、まさにPOSだと私は考えて、カルテにも記録を残すようにしています（**図16**）。このようなことが、患者さんから大きな信頼を得ることにつながるのだと確信しています。

図16　カルテPOSを応用して主訴をカルテに書く

＃：主訴を早い順に＃1、＃2、＃3と書く
ob：所見（Obsavation）
→：処置計画

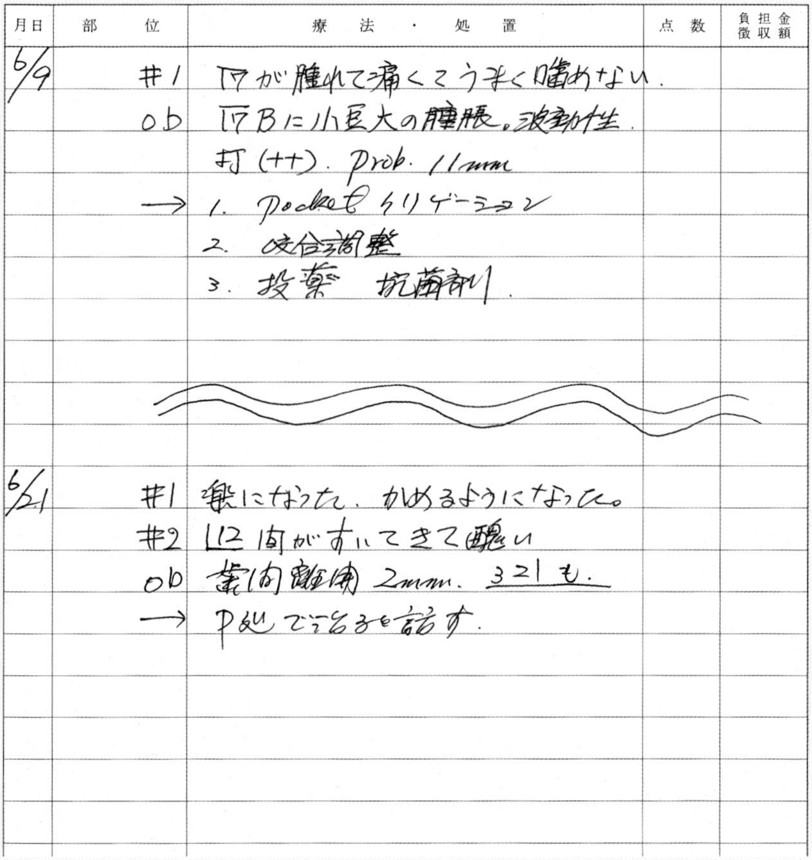

月日	部位	療法・処置	点数	負担金徴収額
6/9	#1	⌐7が腫れて痛くてうまく噛めない.		
	ob	⌐7 Bに小豆大の腫脹。波動性.		
		打(++). prob. 11mm		
	→	1. pocketイリゲーション		
		2. 咬合調整		
		3. 投薬　抗菌剤.		
6/21	#1	楽になった. かめるようになった。		
	#2	⌞12 間がすいてきて醜い		
	ob	歯間離開 2mm. 321も.		
	→	P処で治ると話す.		

毎回、その日の主訴と向き合う

主訴が解決すると、患者さんはひとまず安心されます。それと同時に、別の部位についての新たな不安を持たれることも往々にしてあります。

例えば「前の歯は治ったけれど、実は義歯の具合も悪いのです」というように訴えられることが多くあるのです。ですから、最初の主訴にとらわれず、毎回「その日の主訴と向き合う」ということも大切です。

私は、これがインフォームドコンセントの基本になると考えています。つねに、いつでも患者さんの話を聞いてあげる。そこから患者さんとの信頼関係も強いものになってくると考えています。だから、主訴をその日に解決してあげるということは、すごく大事なことです。また、何とかその日に解決できる方法がないかと考えて、つねに患者さんに接する姿勢を持つことで、将来的に大きな差が生まれてくるとも思います。

そのような思いで患者さんに接することで「この歯科医院に来てよかった。これからもこの先生にお世話になろう」という気持ちも患者さんのなかに生まれてくるのです。

主訴の解決後に、これからのオリエンテーション

主訴が解決したら、谷口歯科医院では2番目のステップである「オリエンテーション」に移ります。これは何も大袈裟なものではなく、患者さんに当医院の方針とシステムを説明することです。

それは、①悪くなった歯を治療するという繰り返しでは、歯はどんどん悪くなる。②私たちは、患者さんを一口腔単位、全身との関係、あるいは一生歯の健康を守るという視点で考えている。③そのためには、診査、カウンセリング、OHI、治療、機能回復、再発予防の定期健診が必要である。④通院中は予約制なので約束の時間を守っていただきたい。どうしても来られない時には、できるだけ早く連絡して欲しいということを書いた紙をお渡ししながら患者さんに説明します（**図17**）。

図17　オリエンテーションのリーフレット

様

本日の治療おつかれさまでした。
もし、次回のお約束時間までの間に
痛かったり、具合の悪いところがありましたら、
いつでもご連絡ください。

当院は予約制で診療しております。
お約束した時間に充実した診療ができますように、
以下の点について、ご協力をお願いいたします。

①お約束の時間の5分前には待合室でお待ちください。
②やむをえずお約束の時間においでになれない時は、早めにご連絡ください。
③当日の変更は原則としてご遠慮ください。
④治療終了時間のご希望のある方はあらかじめお申し出ください。
⑤前の患者さんの治療が長引いてお待たせすることがございます。
お急ぎの方はお申し出ください。

一生快適な食生活をおくれますよう

当院では、悪いところを治療するだけでなく、
あなたやあなたのご家族のお口の中がいつも快適な状態で、
それを一生保てるようなファミリードクターになれることを目標にしています。
そのためには次回からお口の中全体の診査、診査結果の説明、そして治療に入ります。
また、治療終了後は定期的に健診においでいただいて一生快適な食生活ができるようにしましょう。

次回からの進め方
お口の中全体の診査→診査結果と治療計画の説明――――→歯の治療→
　　　　　　　　　　　　　└――→（歯周病の治療）――┘
→定期健診（メインテナンス）

それでは次回まで、お大事にどうぞ

谷口歯科医院
長野市南石堂町1271
電話 026-226-0262

オリエンテーション後に渡すリーフレット。説明なしにこれを渡すことはない。

オリエンテーションは、どのスタッフが行っても良いのですが、谷口歯科医院では主に受付スタッフが行います。その時には、必ず患者さんの顔を見ながら内容を説明して、患者さんが納得されて「それでは、お願いします」と言われた段階で、次の検査の時間のアポイントをとらせていただきます。

主訴が解決する前にオリエンテーションの話をするのは愚の骨頂で、患者さんの不信を招くばかりですから、あくまでも主訴の解決後に行うということです。

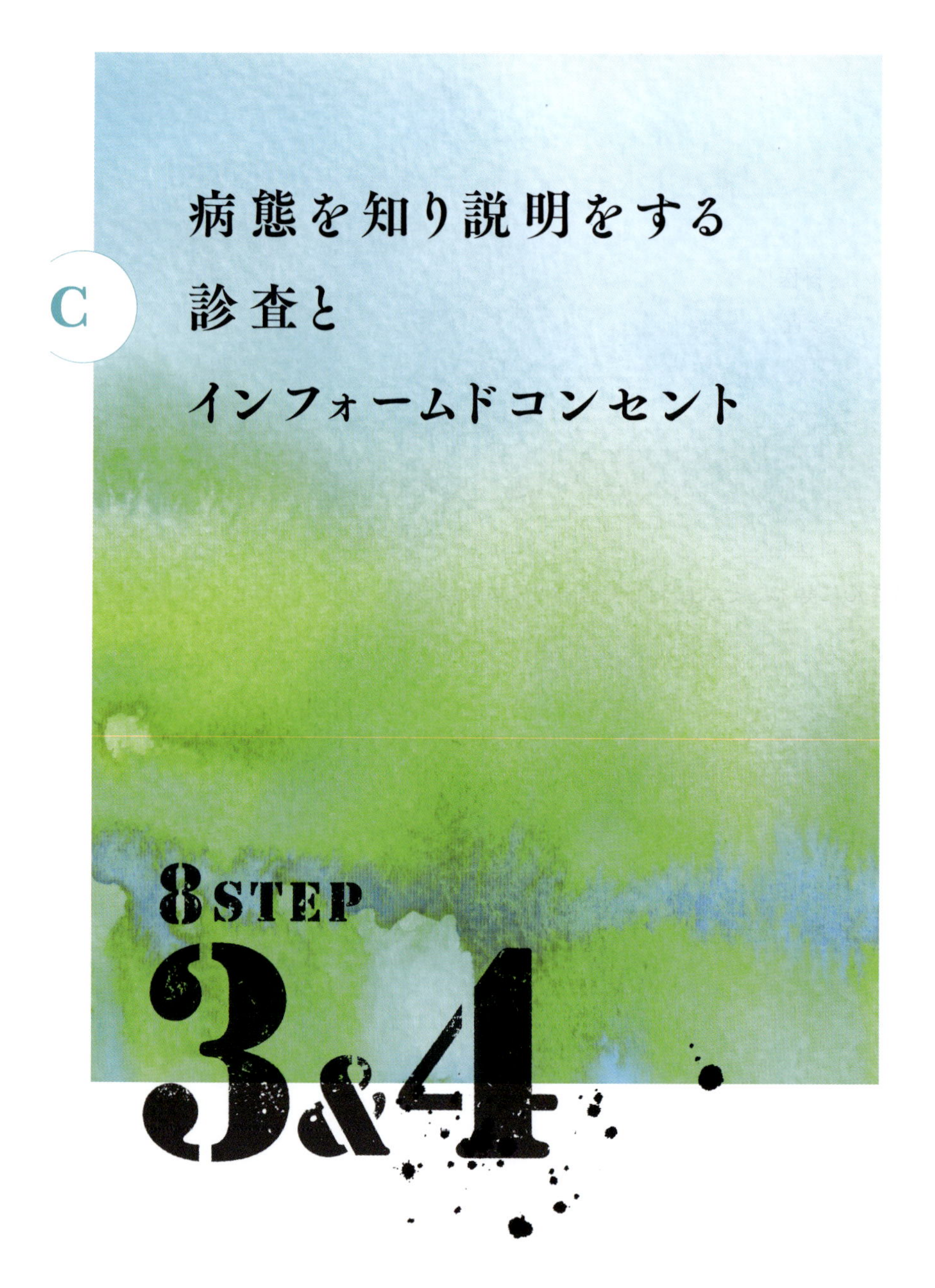

C

病態を知り説明をする診査とインフォームドコンセント

8STEP 3&4

歯科医師・歯科衛生士・患者さんの三者で行う「共診査」

オリエンテーションで、谷口歯科医院の方針に患者さんが納得していただいたら診査に入ります。

診査で行うことは、①共診査、②プロービング値の測定など歯周基本検査、③X線写真の撮影、④スタディモデルの印象などです。

診査は、患者さんの病態を知ることが目的ですが、それ以上に患者さんが「この歯科医院に来て良かった」と思ってもらう、大事なステップです。

最初に共診査を説明します。

これは、口腔内外の診査を患者さん・歯科医師・アシスタントの三者で進めていくものです。診査項目をアシスタントが読み上げて、歯科医師が患者さんに尋ねたりしながら進めていくので「共診査」と呼んでいます。

例えば、アシスタントが「リンパ節の状態はいかがですか?」と読み上げたら、歯科医師が「ここにグリグリがあったり痛かったりしませんか?」と患者さんに尋ね、それに対して患者さんが応えるものです。この項目の中には、歯や口腔に関係したものばかりではなく、過去の既往症や服用薬、アレルギーなど全身の状態を把握する項目も含みます（**図18**）。

私は「共診査」を40年も続けています。長年、歯科医師をやっていれば、口腔内を見ただけでおおよそのことは分かります。しかし、今日でも続けているのには、患者さんの病態を知るということだけではなく、患者さんにも「痛みを止めてもらっただけではなくて、口の中全体を診てもらっている」と安心感を持ってもらえれば嬉しいので、このような診査方法を続けています。

図18　共診査票

○○K子 様　初診日 '89年 6月 9日

主訴　＃1　$\overline{7|}$ 腫れて痛くて噛めない。

＃2

現病歴　＃1　5年位前から、あちこち腫れるようになった。近医で8本抜歯といわれ恐ろしくなって中断した。他の医院でブラッシング指導とスケーリングしてもらい今も3ヶ月に1回ずつ行っている。それでも、あちこち腫れる。$\overline{7|}$は20日位前から。

Dr.○○　さんの　知り合い（患者さん）

Dr	DH	DT

既往暦，全身状態　なし（頭痛ひどい。生理時不調）

血圧，血糖値等　OB

アレルギー等　なし

共診査　by Dr.　院長

- □ リンパ　左わずか。　☑ 顎関節痛　☑ 口角，口唇
- □ 口腔粘膜　$\overline{7|}$ Abcess痕　☑ 小帯，付着歯肉　☑ 舌，舌習慣
- ☑ 唾液　☑ 楔状欠損（▽△）　□ 歯の移動（垂⇔水平←→）
- □ 歯の動揺　M2　L5M3　□ 咬合痛，打診痛 $\overline{7|}$（+）　□ 歯間離開
- ☑ う蝕　□ 前歯の変色，乱生　12　☑ 咬合状態　臼歯のみ
- □ 咬合高径　低位わずか　□ 早期接触　5 | 5　□ブラキシズムあり
- ☑ 開口状態，クリッキング　□ 咬合誘導　右 654321　左 123456
- ☑ 口渇　□ 食物嵌入　☑ 知覚過敏
- □ 咬合力　右 160 N　左 60 N

リスクファクター

1．√ 全身的

動脈硬化　血圧 ／　コレステロール

狭心症　心筋梗塞　脳梗塞

糖尿病ー血糖値　HbA1c値

喫煙　銘柄　本／日

2．　局所的

- □ プラーク
- □ 咬合性外傷ーブラキシズム
- □ 歯の形態的因子，根近接，修復物等

診断名　咬合性外傷，浸性中

右の診査項目を読み上げて、左の図に書き込めるものを書いていく。

図19　歯周炎・歯肉炎の判断

歯周炎	●プロービング値が4mm以上のBOP もしくは ●X線写真上、明らかに歯槽骨の破壊があるBOP
歯肉炎	●上記以外によるBOP

プロービング値を測りながら根面の状態と歯肉の状態を理解する

共診査を終えると、歯科衛生士によるプロービングデプスとBOP（プロービング時の出血）の検査です。

BOPについては、歯肉炎による仮性ポケットからの出血もあるし、歯周炎による活動期の出血もあります。私たちはプロービング値が4mm以上あるか、X線写真上で明らかに歯槽骨の破壊が確認できる場合のBOPは現在も活動期にある歯周炎と判断しています（**図19**）。

プロービングデプスでも歯周炎の程度を知ることができますが、もっと大事なことはプロービングによって根面の状態を知ることです。根面に歯石が層になって付着しているのか、根面は硬い感じでスムーズなのにプロービングデプスは深いなど、さまざまです。前者は歯石をとって根面をきれいにすれば改善しやすいのですが、後者は侵襲性歯周炎にみられることが多く予後も難しくなる傾向があります。

●

歯周基本検査で大事なことは歯肉をしっかり観察することです。

一生懸命にBOPやプロービングデプスを行うのはいいのですが、その箇所だけしか見ていない歯科衛生士もたまにいます。とくに経験の浅い歯科衛生士に多いようですが、私たちは歯周組織の改善が目的なので、表に現れている歯肉の性状、形状をしっかり見ながら検査を行うことが大切です。

歯周組織の破壊程度を表わすものにアタッチメントレベルという指標があります（**図20**）。プロービングデプスが5mmであっても、セメントエナメル境からの5mmと根尖までの5mmでは臨床的な意味はまったく違います。しかし、アタッチメントレベルを気にして、これ以上歯肉を退縮させたくないということで、SRPが疎かになることは絶対にあってはいけません。歯周治療でたとえアタッチメントレベルが深くなっても、歯周ポケットがなくなることの方が意義は大きいので、臨床的にはプロービングデプスを測っていった方が現実的だと思います。

図20

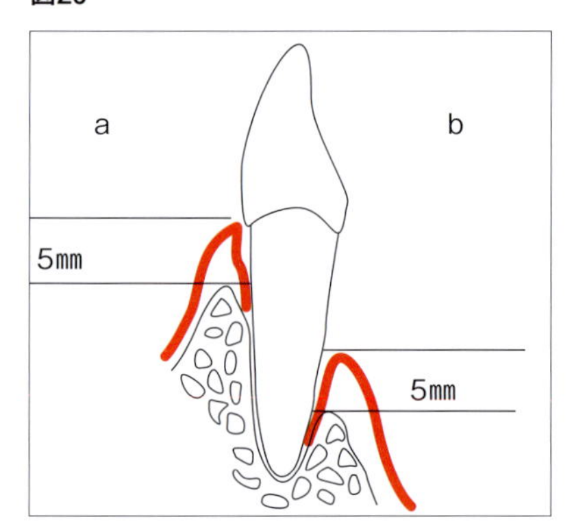

アタッチメントレベルの臨床的意味。歯周ポケットが同じ5mmでも歯冠側の5mm（a）と、根尖側の5mm（b）では臨床的意味は大きく違う

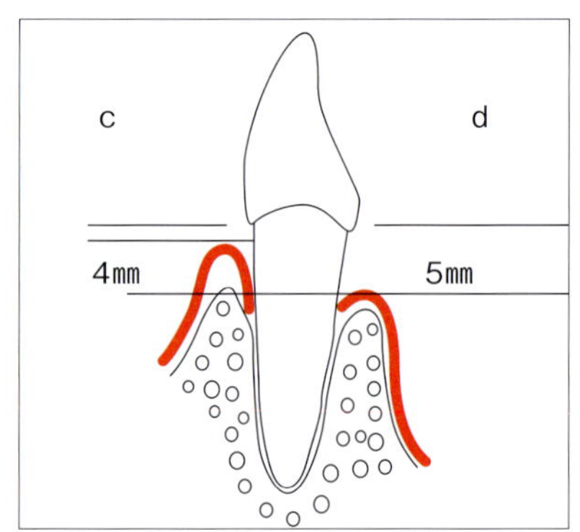

歯周治療によってたとえアタッチメントレベルが5mm残っても、歯周ポケットがなくなることの意義は大きい（d）。逆に少々アタッチメントレベルが減少してもポケットが残っていたのではまずい（c）

X線写真をしっかり読む

X線写真は歯槽骨の破壊程度を知るのには欠かせないのですが、そこに映っているのは撮影時点までに吸収された歯槽骨の累計を表わしているだけで、現在も進行中であるかどうかは正確には語ってくれません。それだ

けに、X線写真は見るものではなく、私は読むものだと思っています（**図21**）。

骨稜の状態を読むことで活動的なのか、そうではないのかある程度判断できます。深くえぐれた近心の吸収像でも、骨梁が皮質骨に覆われて骨頂線が明瞭である場合は、その時点で活動的ではないと思われます。しかし、骨頂が高い位置でも骨頂線が消失している場合は、炎症がある状態だと思われます。

また、X線写真で吸収が著しいからといって、フラップを開いたり深部までルートプレーニングをする必要はありません。X線に映っていなくても間葉系組織の器質はまだ残っているかもしれません。炎症が治まればカルシウムも戻りX線写真にも映るようになるので、その時のX線像だけで性急に判断しないことです。

ここまででは、歯肉や骨の状態を私たちが診査していく方法でしたが、は

図21　X線写真を読む（例）

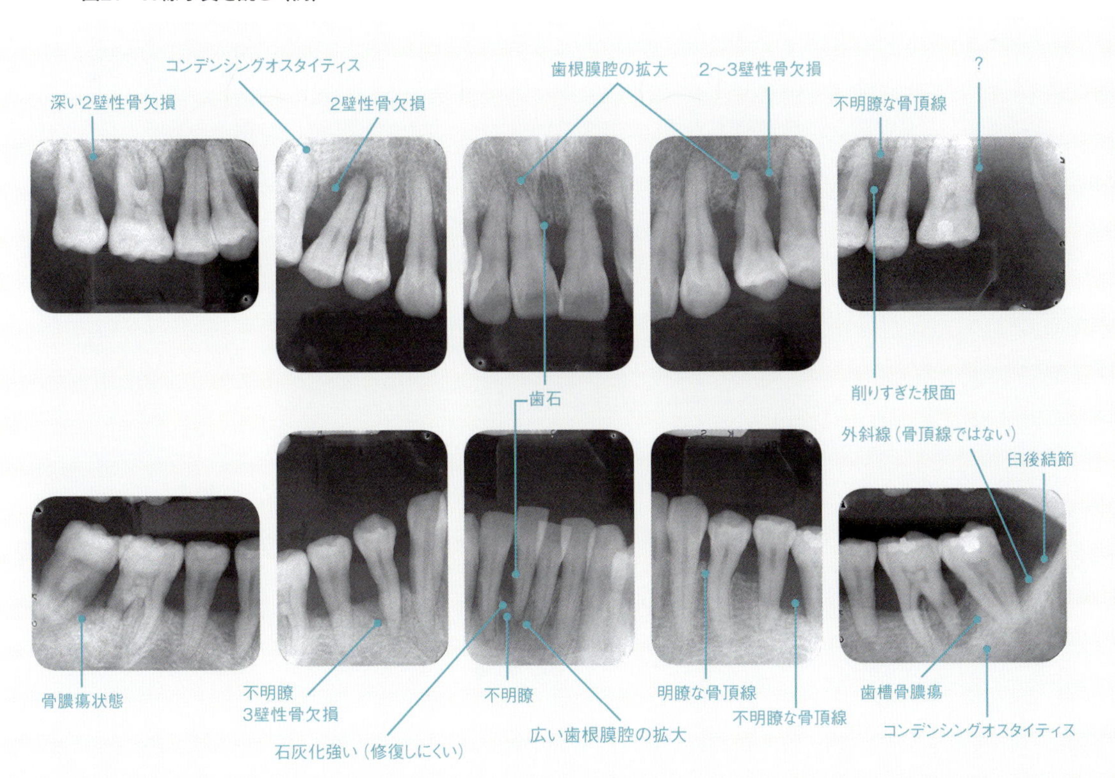

たしてその歯がどれだけ機能しているのかは判りません。そこで、谷口歯科医院では多くの場合に「咬合力の測定」と「咀嚼能力の評価」も行っています。この詳細については"機能の回復"のところで後述します。

患者さんの歯を描きながらのインフォームドコンセント

検査が終了すると、次回は「診断」というステップになります。

一般的にはカウンセリングというのかもしれませんが、私は患者さんのモチベーションのための時間と考えています。これは医院の姿勢を患者さんに理解してもらう最も大切な時間です。その内容を30分以上かけて患者さんにお話するので、その日の診療時間の終わった5時過ぎから行うことがほとんどです。話の内容は、患者さんの疾患によってそれぞれですが、基本的な内容はほぼ同じです。

最初にX線写真の説明から始めます。まず、最も手の加わっていない部位（通常は下顎前歯）を見ていただき、歯と歯槽骨の関係、歯髄を通して栄養が送られ歯は生きている、ということを説明します。

その方法としては、「歯と歯の間の黒い隙間は、本当は歯茎で埋められているのですが、歯茎はX線写真を通してしまうので写っていません。その下の白い編み目模様のようなものは何でしょう？　そうです、顎の骨ですね」という具合に、会話形式で質問しながら説明していきます。患者さんは質問ばかりだと応えられず萎縮してしまうこともあるので、少し間を置いてこちらから説明することが多くなります。

その時に、前医院での治療跡が写っていても、決してそれに対する批判はいたしません。「根に詰めていた薬が無くなって炎症を起こしています。でも、詰め直せば治るでしょう」と、事実だけを分かりやすく説明していきます。

●

それから、スタディモデルとA4の白紙を用意して患者さんの状態を説明していきます。通常は下顎前歯部を示して、スタディモデルに断面図の位置を表わす線を引き、患者さんの歯と歯肉の関係を説明していきます。

歯周病の病状説明では、出版社などからさまざまな色鮮やかなチャートが出ていますが、私は白紙に患者さん自身の歯を描きながら説明します（**図22**）。

実は、40年前はアメリカ歯周病学会が作ったチャートで説明していました。けれども、患者さんの視線はあっちに行ったりこっちに行ったりして集中しないのです。その絵は患者さん自身の歯ではないので、自分の事として受け入れにくかったのだと思いました。それ以来、患者さん自身の歯を私が紙に描くようにして説明を始めました。そうすると、患者さんも自分の歯ということでペン先をしっかり見て、話に集中してくれるのです。

患者さんに治したいという強い決意をもってもらう

患者さんに現状をお話するのが診断ですが、私たちが一番大事に考えている事は、患者さんに治したいという気持ちをもってもらうことです。そのためにも、歯の健康を維持していくうえでの歯科医院の役割と、患者さん自身の責任についてお話します。

「歯を1本でも、1日でも長持ちさせるという決意が今一番必要なことです。いくら歯科医院に通っても、歯科医師や歯科衛生士は歯を守ってはくれません。○○さんの歯を守るのは○○さんだけにしかできないのです。では、私たちは何をするのかと言えば、歯を守るためのアドバイスと環境づくり、悪くなってしまった歯の後始末としての治療だけなのです」ということをお話して、患者さんの治したいという決意を促します。

具体的には、私たちは患者さんの歯周ポケットをきれいにして根面をスムーズに整えるということ。そして、患者さんが行うブラッシングの仕方を教えるということをお話します。これらは担当の歯科衛生士が行うとい

図22　病状の説明

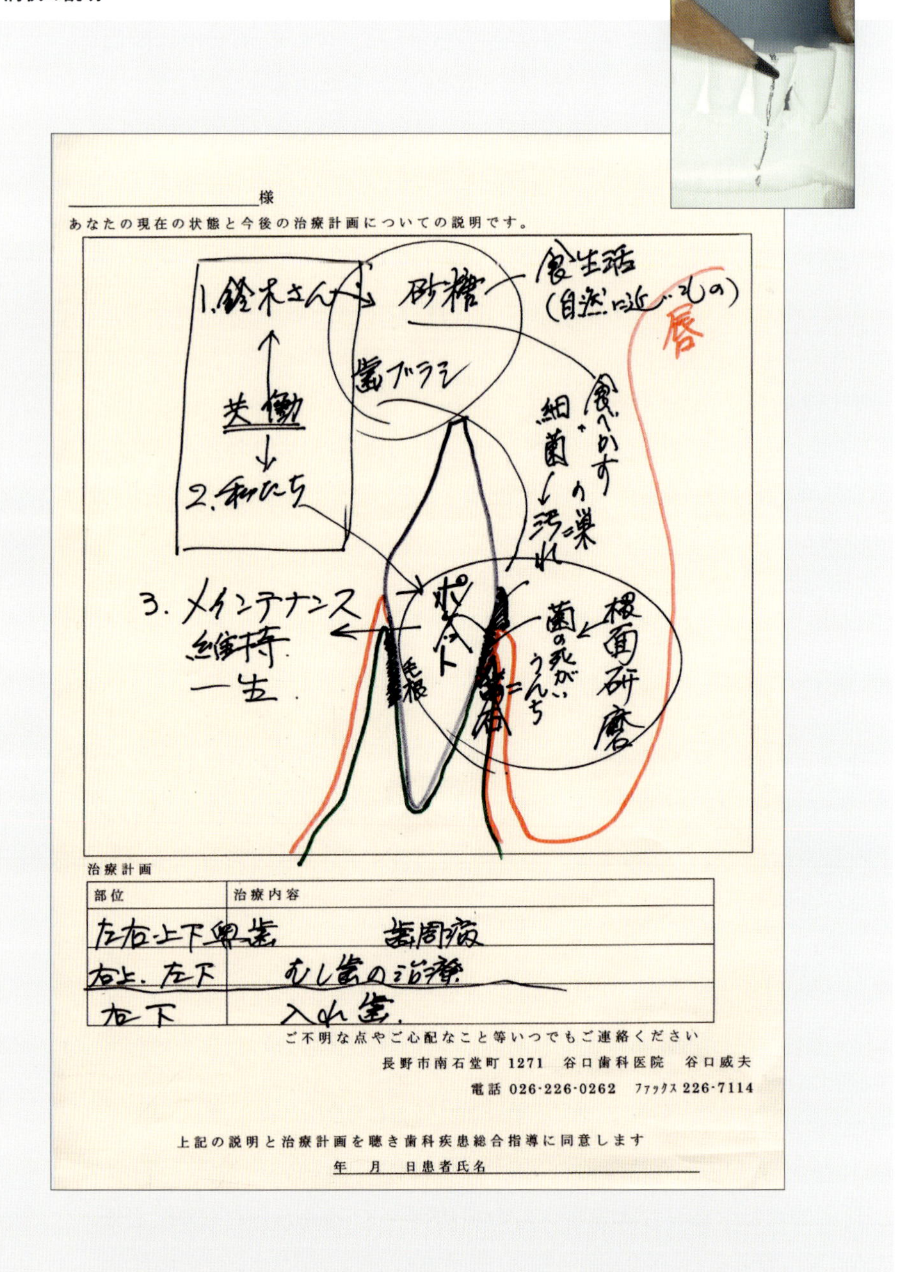

＿＿＿＿＿＿＿＿＿＿様

あなたの現在の状態と今後の治療計画についての説明です。

治療計画

部位	治療内容
左右上下奥歯	歯周病
右上．左下	むし歯の治療
右下	入れ歯．

ご不明な点やご心配なこと等いつでもご連絡ください

長野市南石堂町 1271　谷口歯科医院　谷口威夫

電話 026-226-0262　ファックス 226-7114

上記の説明と治療計画を聴き歯科疾患総合指導に同意します

年　月　日患者氏名＿＿＿＿＿＿＿＿＿＿

患者さんの1歯（通常下顎の前歯）を選んでスタディモデルにペンで線を引く。病状の説明は図を描きながら行う。

うことで、説明用の手書きチャートに患者さんのお名前を書きます。それで、「この両者が一生懸命にそれぞれの技術をマスターして初めて治る病気なのです。どちらかが片手落ちでも残念ながら治りません。しかも、大袈裟に言えば一生涯のうち治すチャンスは一回だけなのです」とお話して、患者さんに強い決意をもってもらうように努めます。

どんな状態の歯でも前向きに考える

この段階で患者さんが納得して治す決意を固められたら、手書きの説明チャートの下に必ず署名をしていただきます。かつては何か署名することに抵抗のある方もいましたが、今日では皆さん当たり前のようの署名していただけます。

この時に注意するべきことが幾つかあります。まずは、できるだけマイナスの言葉を使わないということです。「このままでは抜くことになります」「いずれダメになるでしょう」は使ってはいけません。

そのような状態であっても「1本でも多く、1日でも長く保たせましょう」「まだ、残せるかもしれません」と前向きに、1本の歯でも大切に考えているという姿勢を伝えることが大事です。

また、この段階で最終的に補綴がどうなる、そのための治療費はといったお話もしません。せっかくお互いに協力・努力して歯周病を治そうという話をして、最終的にはこれだけ掛かるとお金の話を持ち出したら「何だ、治療費のためだったのか」と思われ、すべて無意味になってしまいます。ですから、「一通り歯周治療が終了した段階で、最終的に歯を治すご相談をします」ということで終わらせます。

このような「診断、インフォームドコンセント」によって、患者さんは自分の歯がどうなるのか、歯科医院は何をしてくれるのか、自分は何をすればいいのかが分かるので、ほとんどの人はスムーズに次のステップのOHIに移行してくれます。担当歯科衛生士との次回のアポイントをとる時に、先ほど説明した手書きのチャートのコピーを患者さんにもお渡しします。

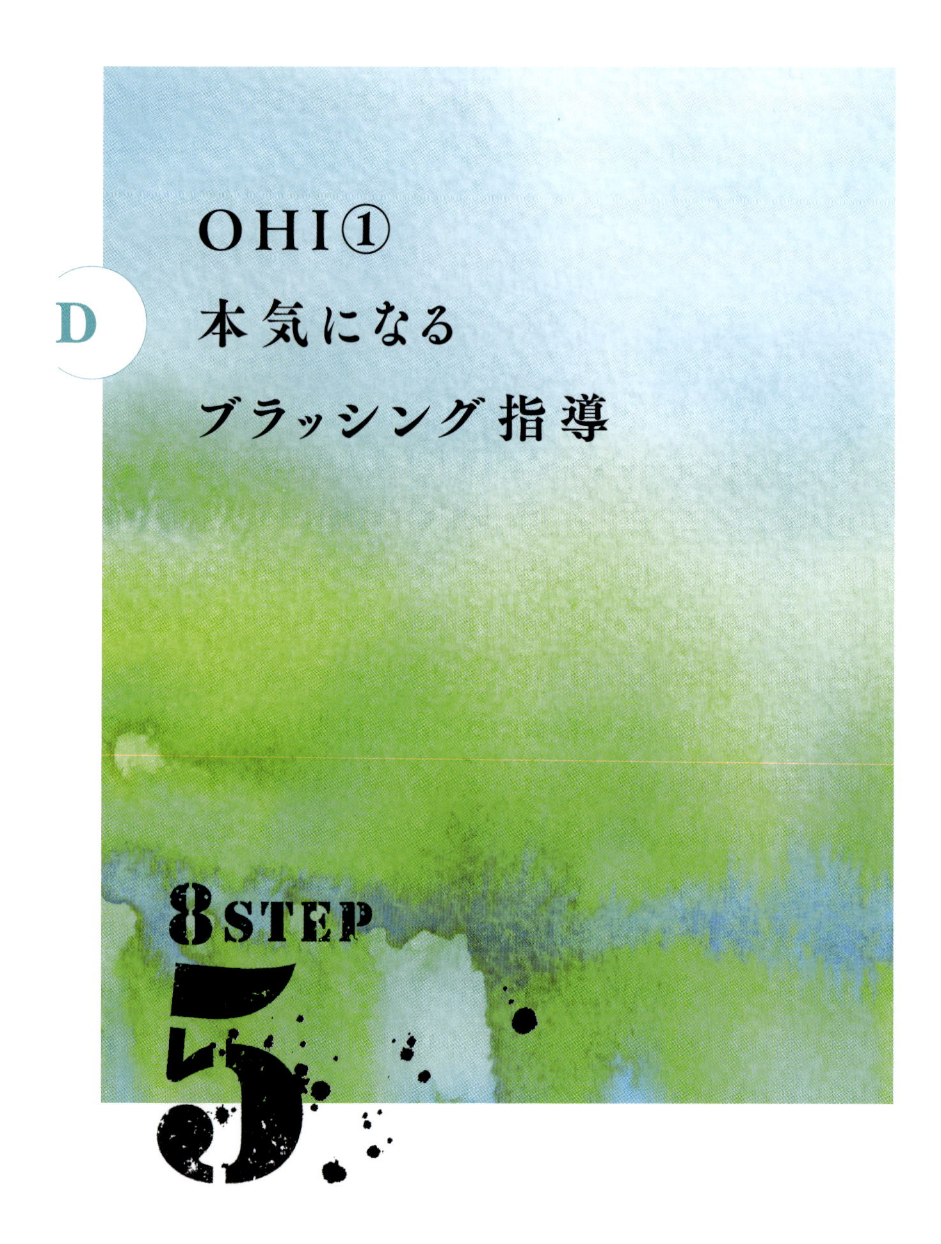

D OHI①
本気になる
ブラッシング指導

8STEP 5

プラークコントロールの真の意味

検査、診断・インフォームドコンセントが終わると、次のステップで歯科衛生士によるOHIに移ります。

谷口歯科医院では、歯科衛生士が行うブラッシング指導、SRP、食事指導や生活指導を含めてOHI（Oral Health Instruction）と呼んでいます。

ブラッシング指導とプラークコントロール、どちらも今日では同じような意味合いで使われます。しかし、その内容は同じでしょうか。

私は、日本歯周病学会で認定歯科衛生士の審議委員会で委員長を長く務めてきました。認定歯科衛生士を目指して、多くの歯科衛生士が審査資料と申請書を事務局に提出します。提出されたケースプレゼンテーションを見ると、皆さん本当にプラークコントロールを一生懸命に行っているのが理解できます。患者さんのプラーク指数は40数％から10何％に改善したとか、グラフ付きで表現してくるものもあります。それでも、その患者さんの口腔内写真を見てみると、歯肉に炎症があったり弱々しいのがあったりもするのです。

たしかにプラークは取れているかもしれないけれど、患者さんの歯肉は健康を取り戻しているわけではなく、いつ再発してもおかしくない状態なのです。つまり、歯肉を見ていない。プラークしか追いかけていない。歯科衛生士は歯肉や歯周組織を健康に戻すのが仕事で、プラークを追いかけることが仕事ではないはずです。

プラークがコントロールされていることは当たり前で、目標でもゴールでもないのです。歯科衛生士の仕事はプラークがコントロールされている上で、歯肉を丈夫にする。そのためのブラッシング指導であるということを、肝に銘じてほしいと思います。

歯肉をよく見ながらのブラッシング指導

谷口歯科医院でのブラッシング指導の目的は、歯肉を鍛えることを第一に考えています。適切なプラークコントロールができていると歯肉の炎症は治まり、抵抗力のある丈夫な歯肉に変わってきます。そのためにも、歯肉に着眼して指導を行います。

ブラッシング指導のとき、多くの歯科医院では歯垢染色液で染め出しをされることも多いのですが、私たちはできるだけ染め出しを行いません。染め出すと、それを落とすことだけに集中して、歯肉を見なくなってしまいます。また、「ここが磨けていない、あっちもダメ」と批判的指導になりがちです。欠点指摘指導は必ずしも身につくものになるとは思えません。

歯肉をよく見ていれば、患者さんが本気になって歯周病を治そうとしている歯肉なのか、今日は歯科医院に行く日だからといって慌てて磨いてきた歯肉なのかはわかります（**図23**）。

図23　当日磨いてきたような例（左）と丈夫な歯肉（右）

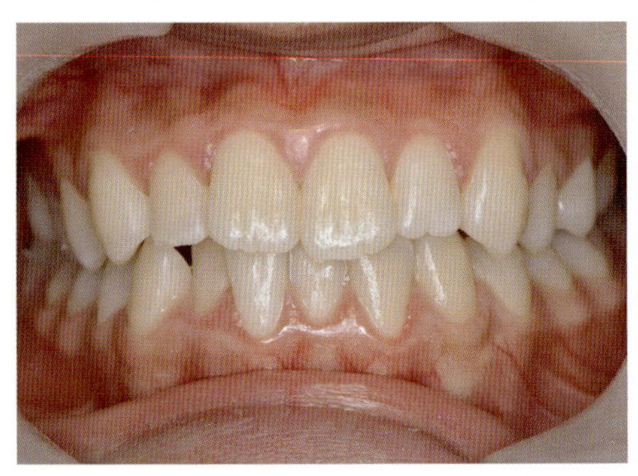

急いで強くこすってきたらしく、歯肉辺縁や歯間乳頭部の歯肉炎の発赤がひどくなっている。

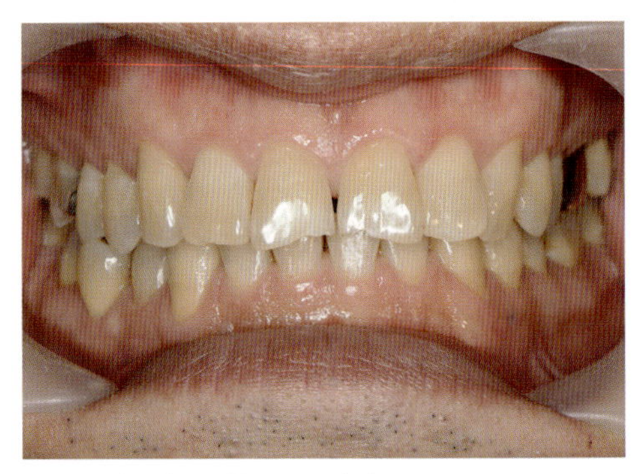

いつも丁寧に磨いて鍛えられた歯肉。

患者さんと効果的なブラッシング方法を発見する

あきらかに患者さんが間違ったブラッシングをしていたら、「ここに歯肉の炎症があるみたいだから、ここにブラシが当たるといいですね」というお話をするくらいでいいのです。患者さんには、できるだけブラッシングの仕方を教えないで、目的を達成するように仕向けてください。患者さん自らが発見した方法は、自分のやり方としてずっと続きます。

谷口歯科医院の歯科衛生士は、「この辺がもう少しきれいになるといいですね。どうしたらきれいになるのか次回教えてくださいね」と、患者さんに接しています。そうすると。患者さんは「こうやって磨くといいみたいだね」なんて言ってくれます。

大事なことは、患者さんをどうしたら本気になるように変えられるかです。患者さんの考え方が変われば、患者さんの生活も変わります。患者さんは一生懸命に磨くようになります。そして、歯周組織も変わってくるのです。患者さんと一緒に、患者さんの変化に一喜一憂すると患者さんから教えられることもたくさん生まれてきます。

歯肉の変化からブラッシングに関心を持ってもらう

ブラッシング指導で大事なことは、患者さんのこれから先のことを考えて指導するということです。

ともすれば、歯科衛生士は歯ブラシの使い方を教えてしまいがちです。しかし、やり方だけを教えたものは、結局は患者さんのものになりにくいと思います。したがって、私たちは患者さん自らが行うブラッシングで歯肉が変っていくことを体験してもらいながら、ブラッシングに関心をもってもらえるように指導していきます。

そのためにも、しっかり歯肉の変化を見ていくことが大切です。

炎症の改善でブラッシングが嬉しくなった患者さん

（図24）

80歳の男性の患者さんが初診で来院されました。

歯肉を見ると左上2番のところが真っ赤になり腫れています。患者さんは痛くも痒くもなかったようで、まったく気づいていませんでした。

患者さんに「ここだけ真っ赤に腫れていますよ」と伝えたら、「本当だ、すごいね」と反応されたので、他の歯肉との違いを良く見ていただきました。「どうしてこんなになったのかな」と患者さんがおっしゃるので、「この歯茎の下に汚れが溜まって炎症を起しているのです」と伝えました。「じゃあ、そこをきれいにすれば治るかな」と患者さんがおっしゃるので、「そうです。歯ブラシをよく当てていただいて、他の歯茎と同じようになっていくのをよく見ていてくださいね」と伝えて、患者さんにその部分のブラッシングをしっかり行うように伝えました。

2週間後に赤みが少し引いてきました。さらに2週間後、発赤が大部分なくなり、患者さんは「すっかり治ったよ」と嬉しそうでした。でも、まだ一部発赤が残っているので、「もう少し頑張るともっと良くなりますよ」とお話したら、さらに頑張っていただいて、その2週間後にはポケットも入らないきれいな状態になり、現在でもきれいな状態を保っていただいています。

●

この患者さんに対して、歯科衛生士は特別なことをしているわけではありません。患者さんに最初の状態を確認してもらい、それが徐々に改善していくことに関心を持ってもらっただけです。患者さんが歯肉の変化に関心を持つことで、ブラッシングも患者さんなりに一生懸命に考えて自分のやり方を見つけてくれるのです。患者さんのこれからを考えたとき、そのような方法が一番身につき長続きするのです。

図24　歯肉の変化

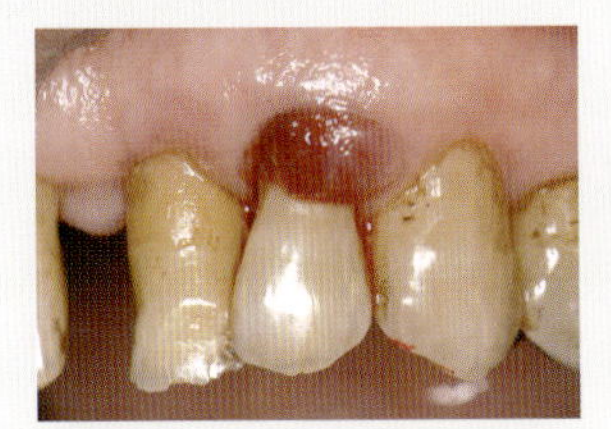

初診　左上2番の歯肉が腫脹していた。患者さんは気づいていなかったため、鏡で確認してもらい、ブラッシングで治せることを説明した。

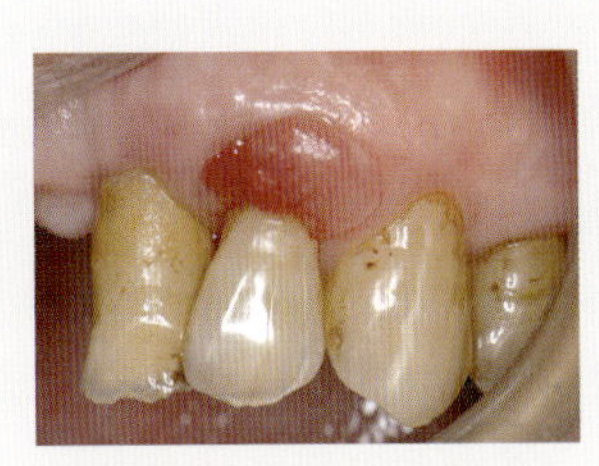

14日後　出血が少し改善してきたので縁下の歯石を除去。

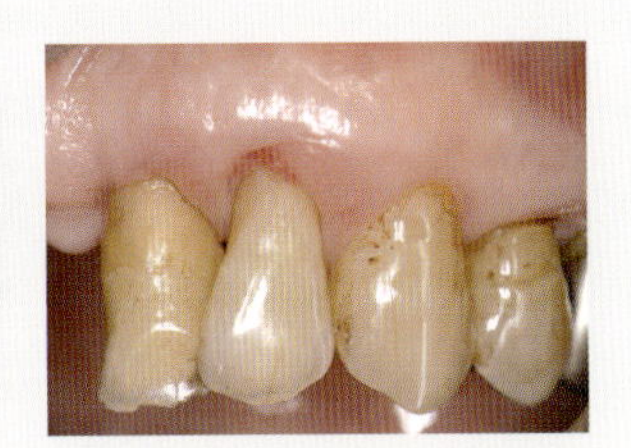

28日後　腫脹はほとんどなくなりましたが、わずかにまだ赤みが残っていることを話し、ブラシをしっかり当てていただくようにした。

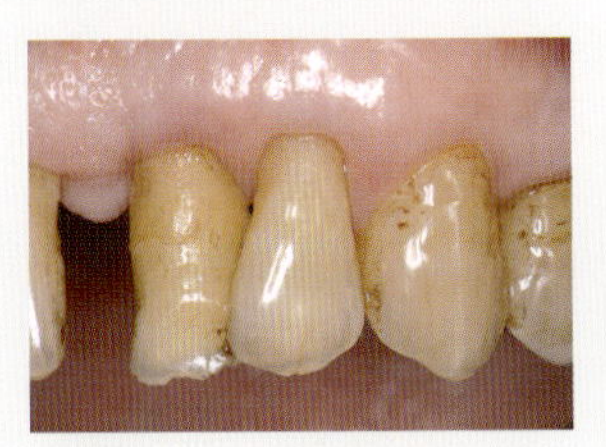

45日後　発赤・腫脹がなくなり、歯ブラシを当てても出血しなくくった。

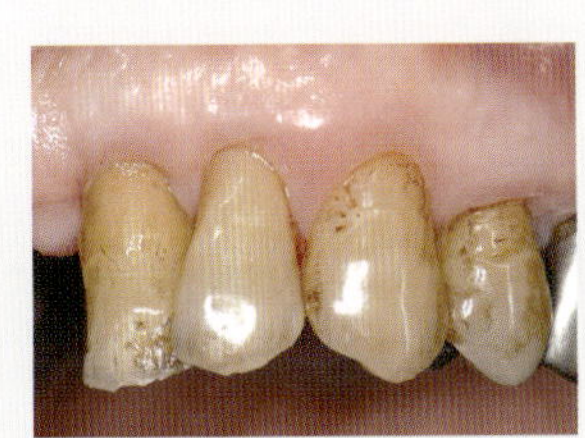

6カ月後　さらに歯肉が硬くしっかりしてきた。

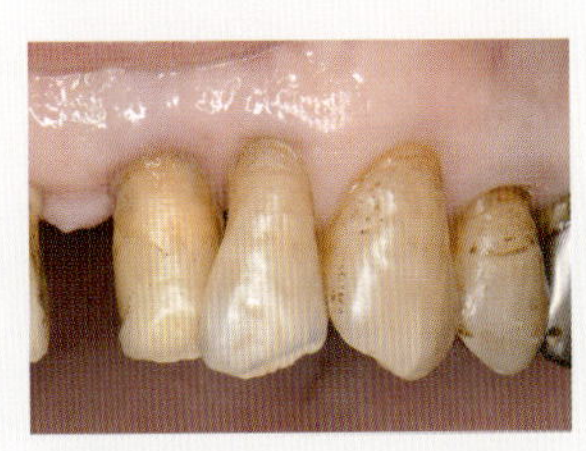

3年後　再発はなし、良い状態。歯ブラシもしっかり当たっている。

患者さんと一緒にブラッシングを考える

28歳女性の患者さんが、4～5年前に他医院で補綴した部位に歯ブラシを当てると出血するという主訴で来られました（**図25**）。患者さんに聞いたところ、補綴直後から腫れてきたが、なかなか治らないで今日まできてしまったということです。調べてみても、とくに補綴の不適合ということでもないので、とりあえずブラッシングで様子を見ていきましょうということで、歯科衛生士の手に渡りました。

歯間部に炎症があるので、最初は少し硬めの歯ブラシで歯間部に当ててもらうようにやっていきましたが、なかなか治っていかない。歯ブラシも変えたり、いろいろなことをしてもなかなか改善せずに、やっと変化を見せ始めたのは6ヵ月後でした。

この間、患者さんと相談しながら一緒にブラッシングの方法を考えて試みました。このときに行っていた方法は、通常の谷口歯科医院ではやらない方法で、毛先を辺縁歯肉に少し入れるようなやり方でした。そうしたら、ようやく変化してきて発赤も消えてきました。その後、出血もほとんど無くなりましたので、毛先を歯肉に触れないように「歯間挿入振動法」に変えてもらいました。

本当にここまでは、患者さんと歯肉の変化を見ながら歯ブラシの当て方を一緒に考えていく試行錯誤の日々でした。その後、半年に一度来院していただいて状態を拝見させていただくのですが、9年後には非常にきれいな歯肉になり、患者さんもブラッシングが定着していることが分か

図25　歯肉をみながら歯ブラシの当て方を考える

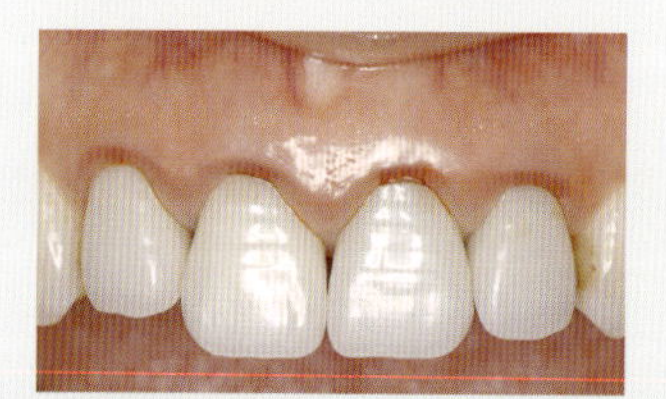

初診時　上顎2−2番のジャケットクラウンを装着した後から歯肉が腫れて出血するようになり、3年くらい経過しているが治らないとのこと。歯ブラシを歯間にいれるようにみがいていただく。

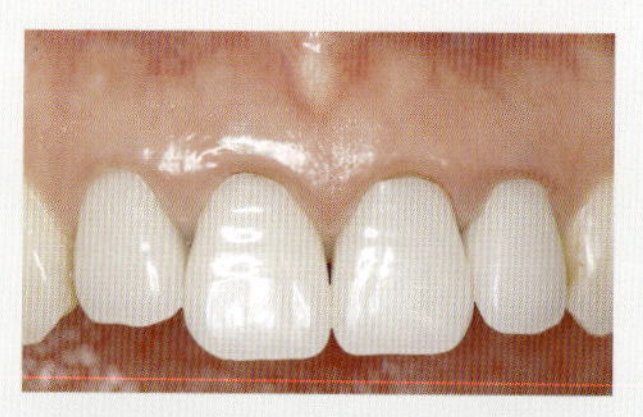

1年後　半年前にはかなり改善したように見えたが、一進一退を繰り返し、この時は発赤が強くなったように見えた。毛先が細いタイプのブラシはやめて硬めのものに変えた。

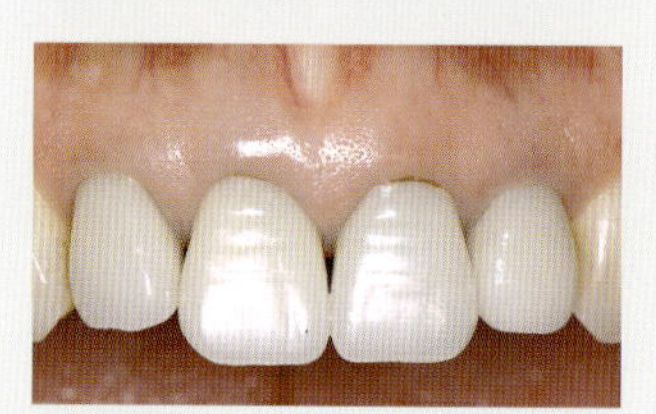

6年後　ほとんど出血しなくなり歯肉はしっかりしてきた。この部位だけ意識することはなく、ブラッシングできる。

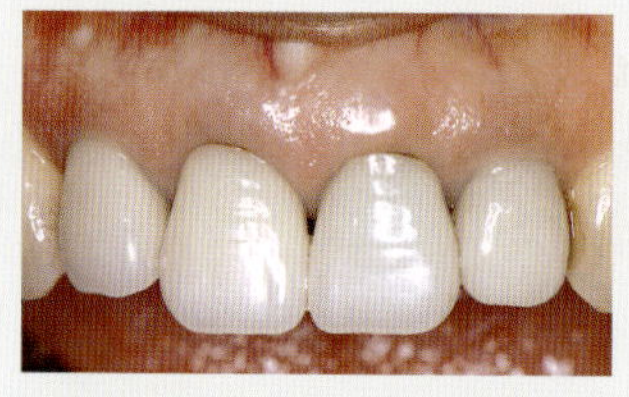

9年後　良好な状態を保っている。

ります。

歯肉は傷が治る、炎症が治るということはよくありますが、それだけではなく、炎症が治った歯肉はさらに形を変えていきます。例えば、患者さんがメインテナンスしやすい形にさせる、退縮した歯肉をある程度回復させていくことも不可能ではありません。そのような変化を見ていくことで歯科衛生士はワクワクし、仕事が面白いと感じ、患者さんも一緒に考えるなかで歯肉が変っていくと、すごくブラッシングに対する意識も高まり一生懸命にやっていただけるようになります。しかも、患者さんも自分で治すのだという気持ちになっていただけます。

人の体は回復しようとする力があるので、私たちはそれを上手に誘導すればいいのです。そのためにも、歯肉をよく見て、小さな変化も見逃さない。そして、必ず変化の将来を予測することです。

歯肉ひとつの変化は小さいものですが、それは患者さんの大きな変化につながります。

患者さんが教えてくれた「歯間挿入振動法」

今日、谷口歯科医院で最もポピュラーなブラッシング方法に「歯間挿入振動法」があります（**図26**）。これは、患者さんが私たちに教えてくれた方法でした。

図26　歯間挿入振動法

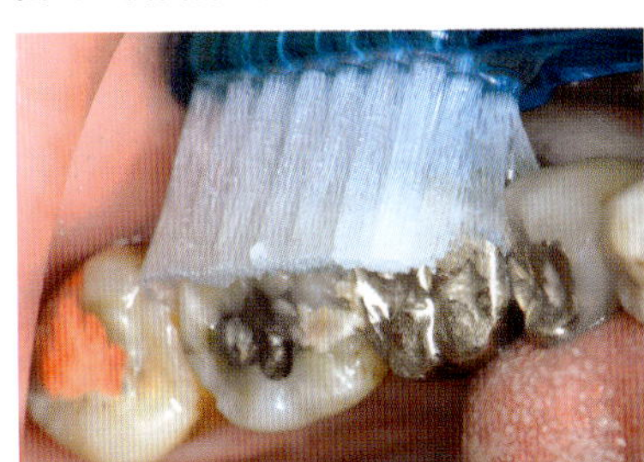

毛先を歯肉に当てないように歯間に挿入し、細かく振動させる。

1974年から来院されている患者さんが、定期健診で来られた時のことです。歯肉の退縮は多少見られるものの、歯間歯肉はよく引き締まり隣接面にほとんどプラークが付いていません。

患者さんにブラッシングの仕方を聞いてみると、「歯ブラシを水平にして、歯の間に押し込み、そこで細かな振動で磨いています」と言うのです。毛先で歯肉を傷つけることなく、歯ブラシは歯間の歯肉から歯頸部に当たっています。患者さんのカルテを見ると「バス法とスクラビング法の併用を教えた」と書いてありましたが、患者さんはそれを自分なりに工夫して磨いていたのです。

歯肉が締まってくると、最初は歯間が開いてきます。そうすると、歯間ブラシを使いたくなるのですが、不適切に使用すると歯間歯肉を傷つけてしまうので、かえって逆効果になります。歯間乳頭も再生できなくなります。ところが、「歯間挿入振動法」で歯間歯肉を適度に刺激してあげると歯間空隙が埋まってきます。

歯肉は変化が速く、生きている組織なので改善していく様子を患者さんと一緒に体験すると、患者さんも変化が楽しみになって目的意識を持ってブラッシングに取り組んでくれます。しかも、自らみつけた効果的な方法は、しっかり患者さんのものになり生活のなかに定着します。

歯科衛生士は、患者さんと喜びを共有できる素晴らしい仕事です。患者さんと一喜一憂しながら、歯肉の専門家になっていただきたいと思います。

●

患者さんを本気にさせる、そのように指導していくのですが、なかには一生懸命にやってくれない患者さんもいます。再評価時に思うように改善していない患者さんのときには、院長が半分演技で歯科衛生士を叱ることもあります。

「これは患者さんが治したいと思っている歯肉じゃない。患者さんが一生懸命でないのに、今日まで何回も来院させたお前が悪い！」と、歯科衛生士を叱ることでこちらの真剣さを示します。そうすると、患者さんも「悪かった、これから本当に一生懸命にやるから」と歯科衛生士をかばって、本気になってやり始めることもあります。

歯周治療というのは、やはり患者さんが本気になってブラッシングしなければ成果は上がらないし治らない。どうやって本気にさせるかが私たちの仕事だと思います。

歯肉の変化から教えてもらった治療法

歯肉をよく見ていると、いろいろなことが歯肉に表れてきます。歯肉クレフトもそのひとつです（**図27**）。

図27　歯肉クレフトをなおす 34歳 主婦

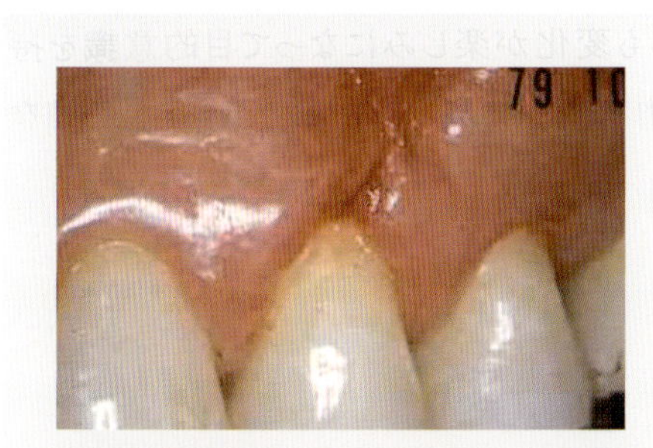

1979年10月

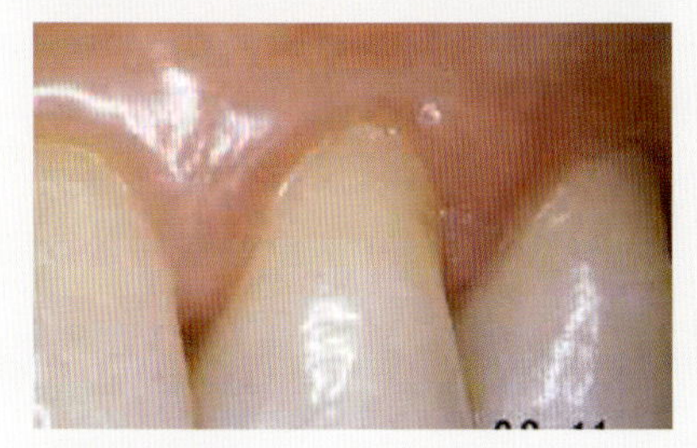

1980年11月

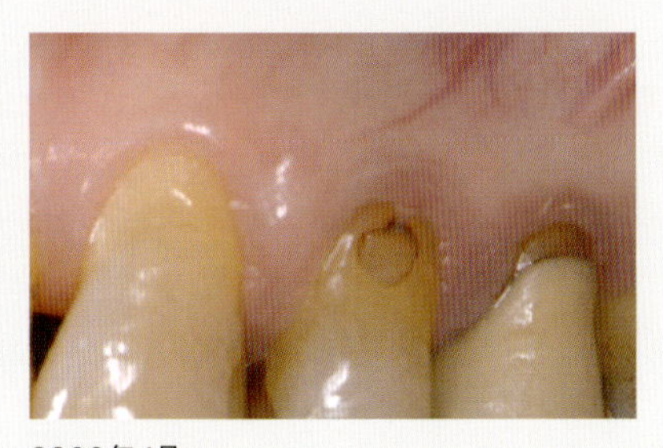

2009年4月

歯科衛生士が患者さんの歯肉にクレフトをみつけて、何とか治そうと一生懸命に患者さんとブラッシングを工夫しました。患者さんにブラッシングの方法を聞いてみると、毛先を歯肉に当てていることが分かり、歯間挿入振動法に変えてもらったところ治ったという事例もあります。

ところが、ある時、下顎犬歯の舌側の歯肉にクレフトがあるのをベテランの歯科衛生士が見つけました。いつものようにクレフト底部を歯ブラシの毛先で傷をつけないようにブラッシングをしてもらったのですが、まったく効果がない。それよりも、もっとひどくなってしまったのです。スタッフみんなで考えたのですが、さっぱりその理由がわからない。

それは90年代ですが、咬合性外傷やブラキシズムの歯周組織に対する影響力の大きさに気づきはじめた頃でした。もしやブラキシズムが関係しているのではないかということで、患者さんにお話をして「自己暗示療法」をしてもらいました。患者さんも半信半疑でしたが、自己暗示したら約1週間で改善してきたのです。これにも、びっくりしました（**図28**）。

クレフトを治すのにブラッシングのやり方だけではなく、咬合性外傷やブラキシズムを取り除いてあげることで、より早く治せるということも患者さんから教えてもらいました。それ以来、クレフトを治す時にはブラッシングと咬合調整、あるいはブラキシズムのコントロールも併用するようになったのです。

図28　歯肉の再生（クレフトをなおす）45歳 男性 公務員

すべての歯肉クレフトが再生してくれるわけではありません。ベテランの歯科衛生士が発見し、いつものように指導したところもっとひどくなってしまいました。なけなしの知恵を絞った結果、もしかすればブラキシズムかもしれないと思い、その頃からやり始めた自己暗示療法をしてもらったらなんと1週間で回復してしまいました。まさに「目から鱗」でした。

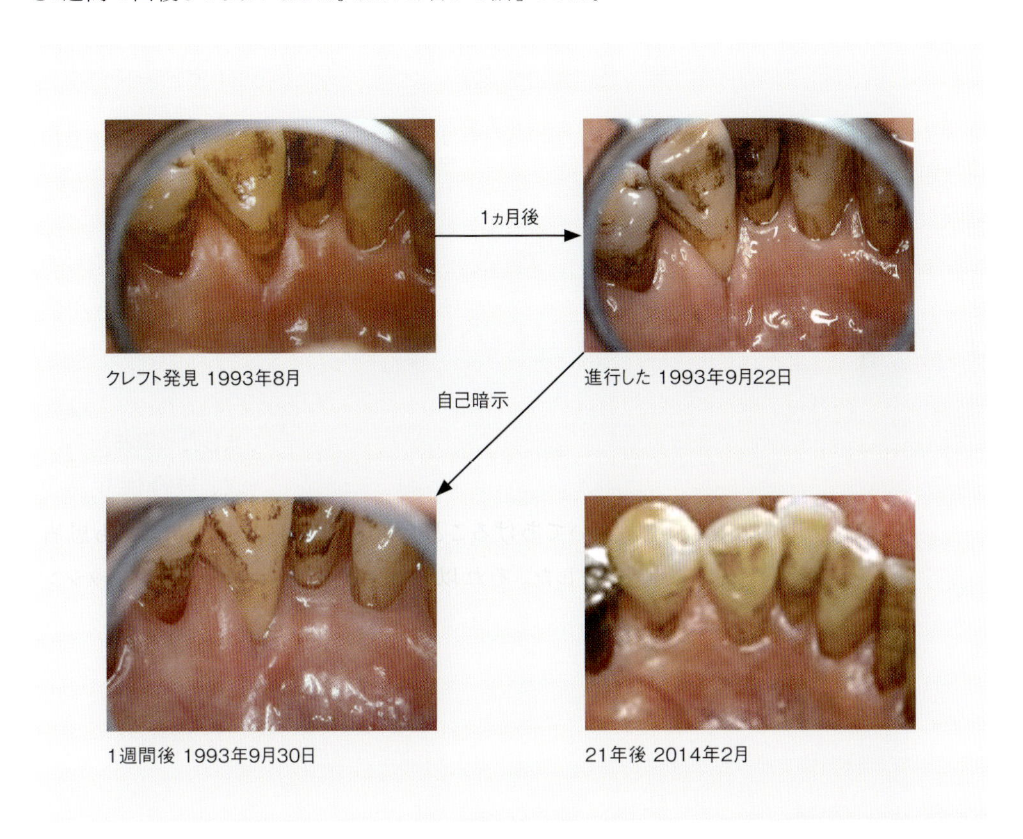

クレフト発見 1993年8月

進行した 1993年9月22日

1週間後 1993年9月30日

21年後 2014年2月

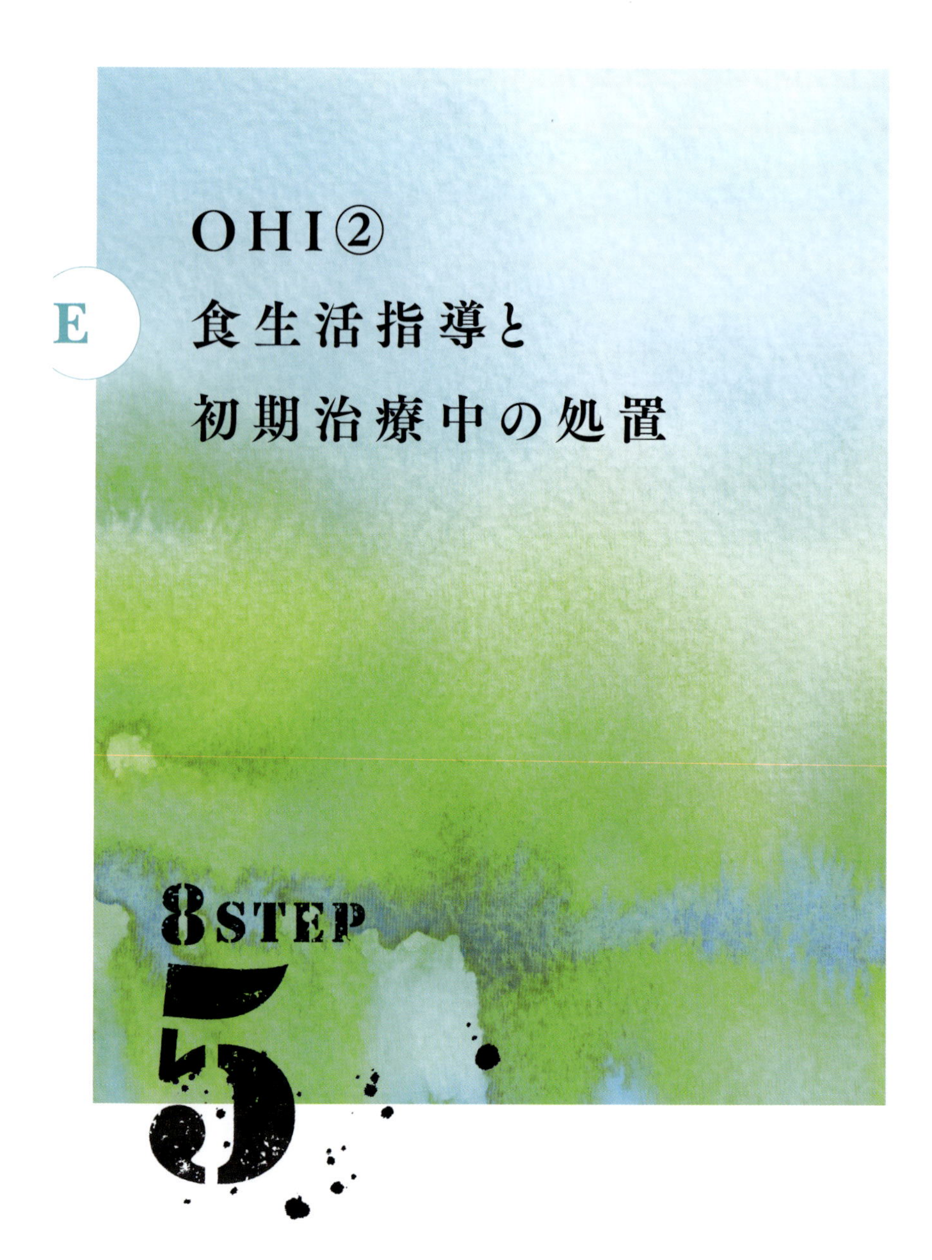

E OHI②
食生活指導と
初期治療中の処置

8 STEP 5

歯科医院での食生活指導はあたりまえ

谷口歯科医院のOHIで、ブラッシング指導に次いで欠かせないのが食生活指導です。なぜ、歯科医院で食生活指導なのか。

それは、

①歯周病の原因と食生活が深く関わっているから。

②歯周治療で治った丈夫な歯で身体に良い物を食べていつまでも健康でいてほしいから。

③生活習慣指導の場に適しているから。

だと考えています。

歯周病もう蝕も生活習慣病で、食生活が大きく関わっています。だから、歯科医院で食生活を指導するのは当たり前のことです。また、消化器としての口腔、とりわけ歯で咀嚼することが身体の健康維持に欠かせないことを啓発することも歯科医療人として大切な仕事であると思います。

例えば、私たちの治療で患者さんの歯が健康になった。だけど、その歯で体に悪いものばかり食べて、寝たきりになってしまった。訪問でその患者さんのところにうかがい、歯はきれいで素晴らしいですね、なんて無条件で喜べますか。やはり、自分たちが治した歯で体にいいものを食べて、健康な生活を送ってもらうのが私たちの願いだと思うのです。

最近は、歯周病と糖尿病など全身疾患との関係が取り上げられます。それも大切ですが、それよりも一歩進んで私たちが患者さんの日常生活での健康ということを考えて、食生活に関わっていくことの方が大事だと考えています。

医療職として患者さんの日常生活の健康を考える

また、昔から歯科医院には患者さんの生活習慣を指導してきた歴史があります。歯ブラシの使い方ひとつにしてもそうです。患者さんが歯科医院でブラッシングを教わる。「この次まで頑張ってくださいね」と言って何回も通わせて繰り返し指導する医療機関は歯科医院だけです。

食生活と深く関わっている、糖尿病や高血圧でも内科に行けば検査をして薬の選択と数値の管理が主になっています。もちろん、簡単な食生活指導もするでしょうが、栄養士さんが食生活指導のために繰り返し来院を促す医院はほとんどありません。

だけど、歯科医院はそうじゃない。歯科衛生士が繰り返しいろいろなことを指導することが当たり前に行われています。そのなかで、患者さんの口の健康とともに、全身の健康になる食生活指導に言及するのは、すごく自然なことだと思います。

医療人である歯科医師や歯科衛生士は、そのようなことも考える医療職であってほしいと私は願います。

シュガーコントロールに触れないのは片手落ち

歯周病の直接的な原因はプラークです。歯周病関連のどの本を開いても「その原因は歯肉縁下に入り込んだプラークなので、プラークコントロールが大切」と書いてあります。しかし『なぜプラークが溜まるのか』は、ほとんど出てきません。でも、当然のこととしてプラークの原因が砂糖だということは歯科医師と歯科衛生士であれば誰でも知っています。だけれども、それになかなか触れようとしない。それは、なぜなのでしょうか……。

最初にプラークができるのは歯肉縁上です。それは主に砂糖が原因しています（**図29**）。それなら、歯周病の治療を進める上で『シュガーコントロール』に触れないということは片手落ちではないのかと思います。したがって、谷口歯科医院の食生活指導では、すべての患者さんにシュガーコントロールのお話をいたします。

シュガーコントロールといっても、まったく砂糖を摂ってはいけないということではありません。料理に使ったりコーヒーに入れる少々の砂糖はかまいません。砂糖の含有量が50％以上あるような和洋菓子や、飴やキャンディーのように口腔内で停滞時間の長い食品については、少なくとも治療期間中はやめていただくようにお願いしています。

●

図29　プラークの主な原因である砂糖の話に触れないのはなぜ？

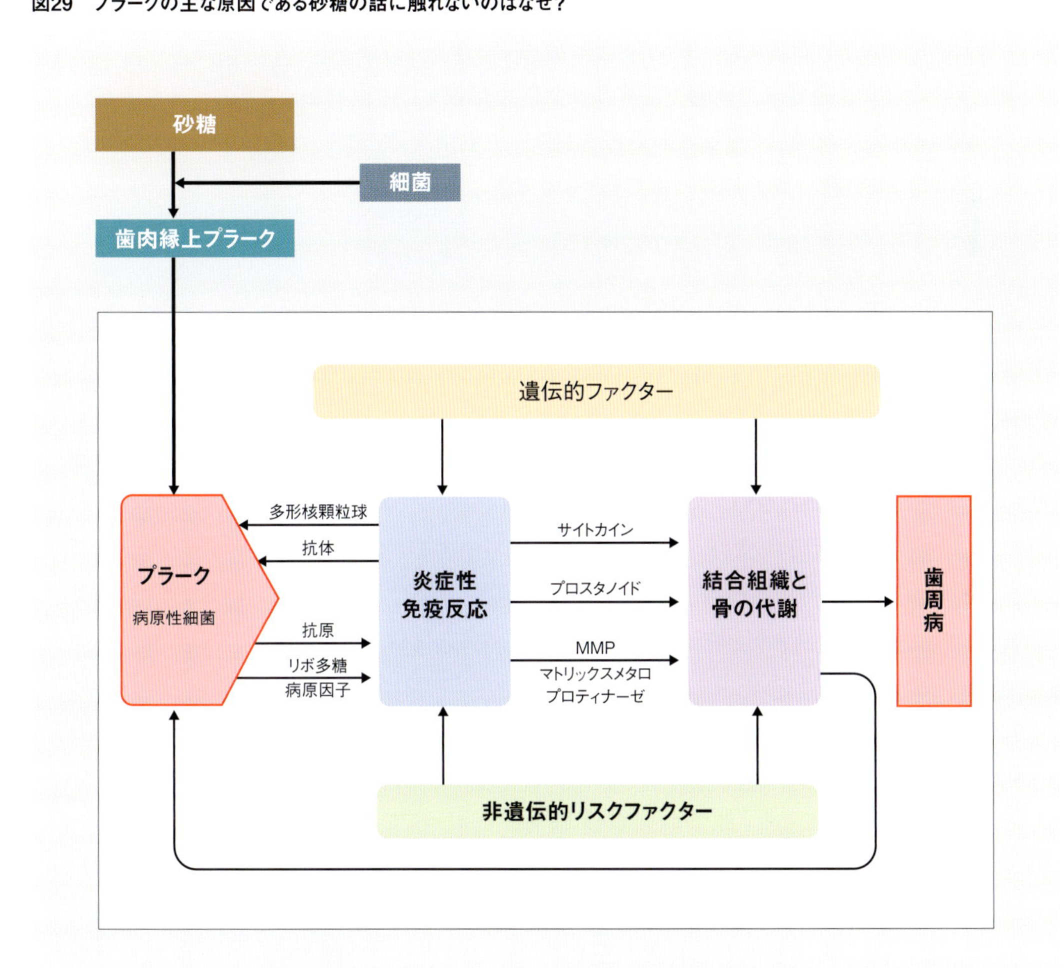

しかしながら、どんなに言われても甘いものはやめられない、という患者さんもいらっしゃいます。でも、そんなに難しいことではないのです。とりあえず、「朝食がパン食であるなら、ご飯にしましょうよ」とお話します（**図30**）。

パン食だと、どうしてもジャムやママレード、あるいは甘い菓子パンの類いを摂りがちです。でも、ご飯の朝食にあえて甘いものを入れる人はあまりいないでしょう。ご飯に味噌汁、おかずは昨夜の残りでいいのです。それだけでも、砂糖の量は激減します。

患者さんが毎日どのような食生活をしているのか。まずは、それを伺って無理なく変えられるところから食生活を考えていただくことで、随分とシュガーコントロールはできるのです。

砂糖は生活習慣病とも深い関係

ところで、砂糖を摂取すると体はどのような反応をするのか。医療従事者であればご存知だとは思いますが、その簡単な知識を患者さんにも伝えてください。

糖分は食パンや白米にも入っていますが、とくに砂糖の多い食品を食べると、血糖値が急激に上がります（**図31**）。血液中にブドウ糖であるグルコースが、すごい速さで入ってきて血糖値を上げるのです。上昇した血糖値を下げようとして、今度はインスリンが出てくるのですが、それが出過ぎる傾向になります。例えば、暑くて汗をかいても落ち着いたからといってすぐに引くわけではなく、しばらく汗は出続けます。インスリンも同じです。そうすると、標準の血糖値以下に下がってしまい易いのです。

インスリンが出て血糖値は下がるのですが、インスリンと一緒になったグルコースはグリコーゲンとして主に肝臓に蓄えられます。体を動かすことですべて消費されるのならばいいのですが、消費されない分はみんな脂肪に変わるのです。その脂肪の中にある物質が糖尿病の原因や悪化に影響し、脂肪の中から出てくる物質が歯周病にも関わってくるのです。で

図30　シュガーコントロールの例

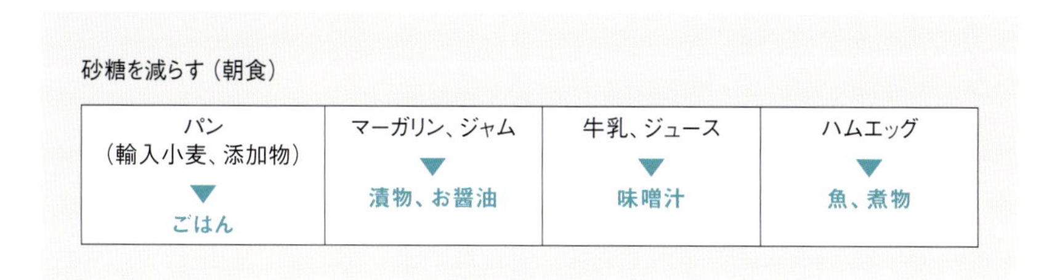

砂糖を減らす（朝食）

パン （輸入小麦、添加物） ▼ ごはん	マーガリン、ジャム ▼ 漬物、お醤油	牛乳、ジュース ▼ 味噌汁	ハムエッグ ▼ 魚、煮物

図31　食事の種類と血糖値の変化のイメージ

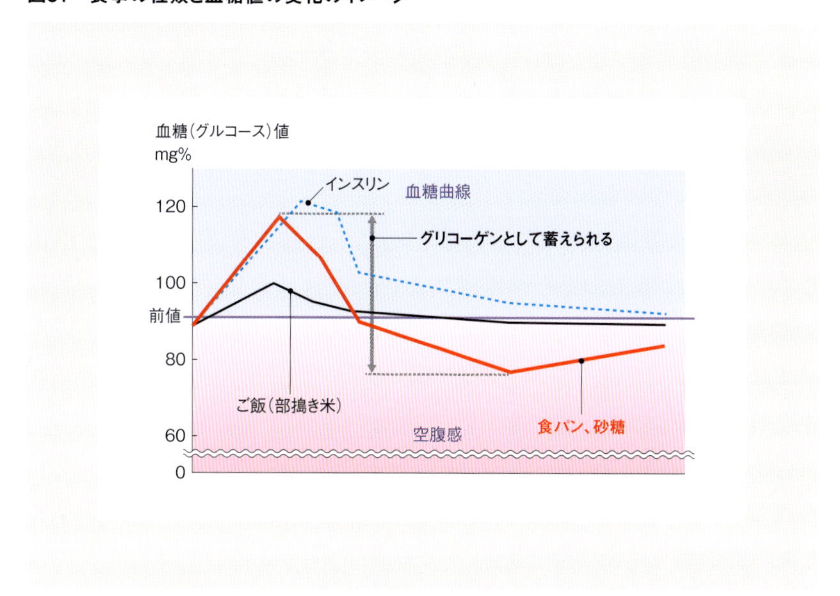

インスリンが出て血糖値が下がるが、インスリンと一緒になったグルコースは、消費されなければグリコーゲンとして肝臓に蓄えられ、それらはみんな脂肪に変わる。

すから、歯周病と食生活は関係が深いということを、患者さんにもぜひ伝えて欲しいのです。

自然に近いものを生活に取り入れたい

私たちの体がいろいろな病の危険に侵されるのは、自然でないものを大量に摂取しているからです。

かつて、世界中でアトピー性皮膚炎が子供たちにすごく流行りました。それは、その当時の粉ミルクに含まれていた添加物が影響しているということや母乳にしか含まれていない抗アレルギー物質があることがわかり、粉ミルク発祥の地であるアメリカで、小児科医たちが、母乳で育てようという運動を広めていきました。

私たちの食生活も、インスタントやレトルト食品など便利なものが氾濫していますが、はたしてそれは自然でしょうか。そこには、多くの食品添加物や化学物質が含まれています。もちろん認可されたものですから、すぐに影響はないかもしれませんが、長い間に蓄積されれば、体にさまざまな悪影響を及ぼします。生活習慣病も、そのような蓄積から生まれてきました。

ですから、当院で「自然に近いもの」を生活に取り入れることを大切にしようと、患者さんにお話します。なぜなら、人間も自然の一部だからです。

谷口歯科医院の食生活指導の中で、ひとつの基準にしているのが管理栄養士で「粗食のすすめ」の著者である幕内秀夫さんの「食生活10カ条」です（**図32**）。これをひとつの目安に、私たちは食生活指導を行っています。

●

患者さんの食生活指導は分かったが、そう言う谷口歯科医院のスタッフはどうなんだ、という声も聞こえてきそうなので、簡単に披露すると……

院長は、毎朝6時半に起床します。朝食は吉野葛に小豆の粉を入れたものだけ。これを30年以上続けています。その後、毎日7時15分ころから診療所まで4kmの道のりを50分かけて出勤します。長野なので吹雪の日もあるのですが、必ず歩きます。

昼食は、医院のスタッフみんなで食べます。手の空いているスタッフが、交代でご飯と味噌汁を作り、おかずは各自持参です。お米は部搗き米か古代米か五穀米です。晴レの日にはちらし寿司やカレーライスが出てくることがあります。

スタッフも甘いものは食べません。

一番困るのはいただきものです。患者さんは、食事指導でシュガーコントロールの話をしているので、果物とかお漬物、お野菜などを持ってきてくださいます。

しかし、若い女性が多いからということでしょうか。歯科業界の方がはじめにお土産に持ってくるものは決まって甘いものです。スタッフは誰も食べないし、ゴミに捨てるのも気が引けるので相手の気を悪くしないようにお返しをするようにしているのですが、これがまた難しいのです。

図32　幕内秀夫の「食生活改善10ヵ条」

①ご飯をきちんと食べる
②液体で満腹にしない
③未精製のご飯を食べる
④白砂糖の入った食品は食べない
⑤副食は季節の野菜を中心にする
⑥動物性食品は魚介類を中心にする
⑦揚げ物は控えめにする
⑧発酵食品はきちんと食べる
⑨できる限り安全な食品を選ぶ
⑩食事はゆっくりとよく噛んで

人類の将来まで考えての歯科医療

歯科医療は、目の前の患者さんの口腔疾患に対する医療ですが、私はそれ以上に、その患者さんを通してその子供たちまで含めた家庭医療だと考えています。自然に近いものを摂ろう、自然に近い生活習慣は、今の人たちが一番忘れかけている部分だと思います。だから、少しでも自然に近いことの大切さを伝えながら、できれば人類の将来まで責任を持てる歯科医療を提供したい、と考えています。

食生活にしても、化学肥料で規格通りにつくられたものや、添加物のいっぱい入ったものを、何も考えないで口にしていたら、人類の将来に責任の持てる人間にはならないのではないか。最近は、食育という言葉がいろいろなところで言われていますが、食育こそ歯科が前に出て広めていくことだと思います。やはり、そこまで考えた食生活指導というのを、私たち医療人から始めていかないといけないのではないかと考えるのですが、皆さんはどう思われますか。

初期治療中の処置でのポイント

歯周炎に罹患して、歯槽骨が吸収して歯肉線維もゆるんでくると、歯は咬合性外傷を受けやすくなります。そこにブラキシズムが重なると、歯は動揺し咬合も変化します。私は咬合性外傷の主な原因はブラキシズムだと考えていますので、患者さんには自己暗示療法を行っていただき、オクルーザルスプリントを併用してもらいます。ブラキシズムの対応や自己暗示療法についての詳細は後述します。

また、歯周炎の患者さんは、初期治療中に咬合がめまぐるしく変化します。だからといって、そのつど咬合調整するのはかえって危険です。大きな咬合の狂いがある場合以外は咬合が安定するまで様子を見たほうが賢明だと思います。

暫間固定に関しても、前述したように日常生活に支障がある場合にのみ暫間固定しますが、その他の場合は、できるだけ動揺を残したままで初期治療に入ります。それは、歯は初期治療で治癒する過程で挺出したり自然移動するからです。歯は、自ら歯周ポケットを浅くしようとする力もあるので、暫間固定によりそれを妨げてはいけないと思います。

安易に抜歯せずに機能している歯は残す

最近は、先生方でインプラント治療を選択されることも多いと思います。また、患者さんにも「この歯はどうせダメになるから早目に抜歯してインプラントにした方がいいですよ」と、安易にインプラントに誘導してしまう傾向も感じます。

インプラント治療は、近代歯科医療の中でも素晴らしいものだと思いますが、その弊害として抜歯の基準が甘くなってきていると感じるのは、私だけでしょうか。少なくとも、歯周疾患はインプラント治療のチャンスなんて考えてしまうのは言語道断だと思います。

歯周疾患に罹患した歯の、私の抜歯基準は簡単明瞭です。「機能している歯は残す」です。たとえ、保存が不可能と思われる歯でも、機能している限りは初期のうちに抜歯はしません。暫間固定すれば、しばらくは使えるし、急性発作を起すようになったら、根尖だけを切断すれば、またしばらくは使えます。

抜歯時期が遅すぎると歯槽骨の吸収が進み、義歯やインプラント埋入に支障をきたすと反論されますが、私の症例では、それで後悔したことはほとんどありません。

しかし、抜歯をしなければならない例外がひとつだけあります。それは、歯根破折です。とくに縦に破折した歯は、そのままだと周囲の歯槽骨を大きく破壊してしまいます。これだけは、時機を逃さず抜歯するべきだと考えます。

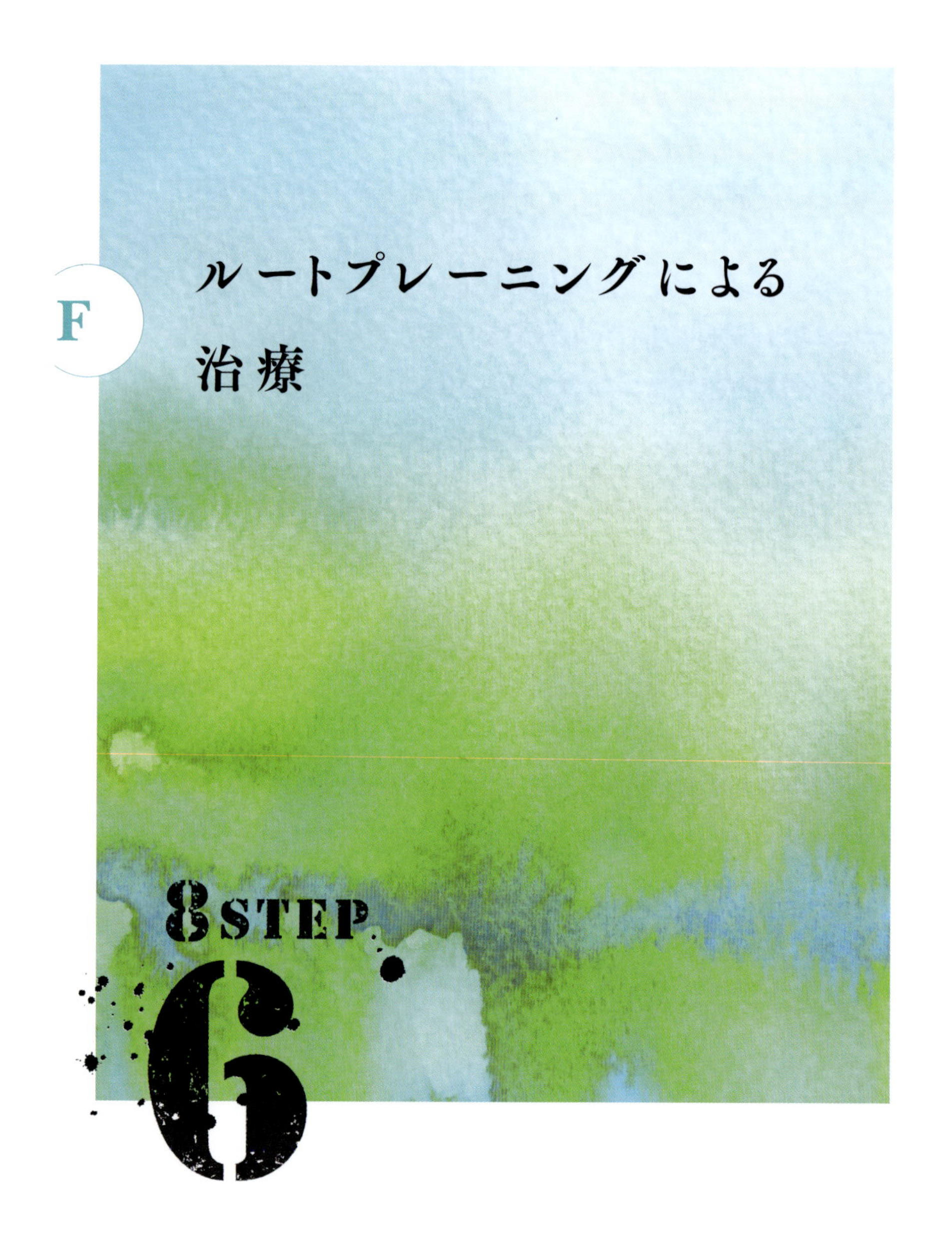

F ルートプレーニングによる治療

ルートプレーニングは治すための環境づくり

「歯周病は大変だ、時間もかかるし難しい」ということで、歯周治療を敬遠される先生もまれに見受けられます。私のところにも「専門外でよくわからないのでお願いします」と、患者さんを紹介されることがあります。でも、それでいいのでしょうか。補綴などすべての歯科治療は、歯周疾患の治癒が基本にあってのものだと思うのですが……、世の中は不可解です。

私たちは、歯周炎を治すことは基本的に簡単だと考えています。それは、極端に言えばたった2つのことが適切にできればいいだけだからです。ひとつは、患者さんが歯周炎を治そうと一生懸命にブラッシングすること。もうひとつは、私たちが患者さんが治せるような環境をつくってあげることです。

治すための環境づくりで、私たちが行うことはルートプレーニングです。患者さんの治したいという強い決意と、ルートプレーニングがきちんとできていれば、ほとんどの歯周炎は治るといっても過言ではないと思います。

しかし、ルートプレーニングは歯科治療の中でも最も難しい技術の一つです。忙しい歯科医師の片手間ではとてもできません。ですから、専門職としての歯科衛生士が必要だし、歯科衛生士のプロフェッショナルとしての腕の見せどころでもあるのです。それだけに、歯科衛生士にはぜひルートプレーニングの技術を身につけていただきたいのです。

ハンドインスツルメントで、できるだけ早い時期に行う

谷口歯科医院では、ルートプレーニングはすべてハンドインスツルメントで行います。超音波スケーラーでやられる方も多いのですが、超音波で私たちが目指している根面になるとは思えません。頭の見えている歯石を取るためだけに使うのならまだしも、7mm以上の深い感染歯根面に付着している細菌性の毒素および起炎物質を取り除き、歯根面を滑沢にすることは、超音波では行えないと思っています。

私たちが行うルートプレーニングは、患者さんが本気で治そうという気持ちになった時点で、できるだけ早い時期に行います。その理由は、患者さんが一生懸命にブラッシングを始めると、歯周ポケット内には炎症や起炎物質が残っているにもかかわらず表面の歯肉は炎症が治まってきて、いわゆる巾着状態に歯肉が引き締まってしまいます。そうすると、表面が炎症で柔らかいときには容易に到達していた部位までキュレットが到達しにくくなるので、できるだけ早い時期に行うようにしています。ブラッシングで歯肉を下げて歯石が見えるようになってから行うようなことはしません。

そして、できるだけ短期間でルートプレーニングを行います。できれば1ヵ月以内で、アポイントが許される範囲で患者さんに来院していただき、全顎のルートプレーニングを行うことを基本にしています。

ルートプレーニングでは麻酔をしない

ルートプレーニングのときには麻酔をしません。麻酔してから行うという先生方もいますが、私にはその理由が分かりません。根面のセメント質には知覚受容器がなく、セメント質だけを削っていれば痛いわけがないからです。もし、痛いとすれば、象牙質を削っているか歯肉を傷つけています。歯肉を傷つけると一気に歯肉が収縮してしまい、術後痛くなり、「もうやりたくない」ということになりかねません。また、根面も露出して知覚過敏にもなりかねません。さらに、麻酔をすると痛くないので加減が分からず、知らず知らずのうちに根面を沢山削ってしまうことにもなります。

私たちは長い上皮性付着をめざしているので、できるだけ歯肉を傷つけないように、患者さんの表情を確認しながらルートプレーニングします。だから、麻酔をして行うキュレッタージュなどはもってのほかだと考えています。

そのためにも、キュレットの刃を浮かせない、切れるキュレットを使うことが必須条件で、つねにキュレットのシャープニングには細心の配慮をもって行っています。

キュレットで欠かせないシャープニング

シャープニングが十分でないキュレットを使うと、硬い歯石の上で滑り歯石を研磨するだけになってしまいます。そんなことにならずに、効率よくルートプレーニングするためにも、キュレットのシャープニングは大切です。

シャープニングで重要なことは、まずキュレットのブレードの形状をしっかり把握することです。形状を把握しないでシャープニングをすると、ブレードは変形し正しい操作ができないので、新しいキュレットのブレード部をルーペなどでしっかり観察して形状を頭に入れてください（**図34**）。

よく使われるグレーシーキュレットでは、ブレードのエッジは第一シャンクからまっすぐついています。もし、曲がって見えたら錯覚です。ブレードをサイドから見るとゆるくカーブしています。フェイスは第一シャンクに対して約70度に傾斜して、エッジ角度も約70度です。この原型をしっかり覚えて相似形になるように、ブレードの始まりから先端を廻った反対側まで平均にシャープニングすることが原則です。先端近くの隅角を削りすぎて尖らせてしまうことは禁物です。

図34　キュレットのブレードの形状をしっかりと把握する

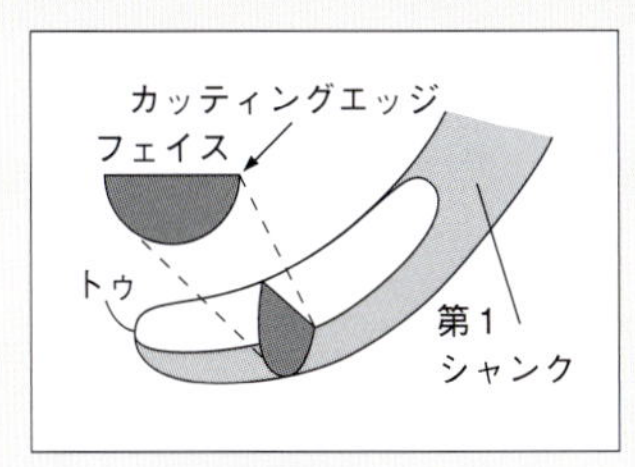

ブレードのエッジは第一シャンクからまっすぐについている。

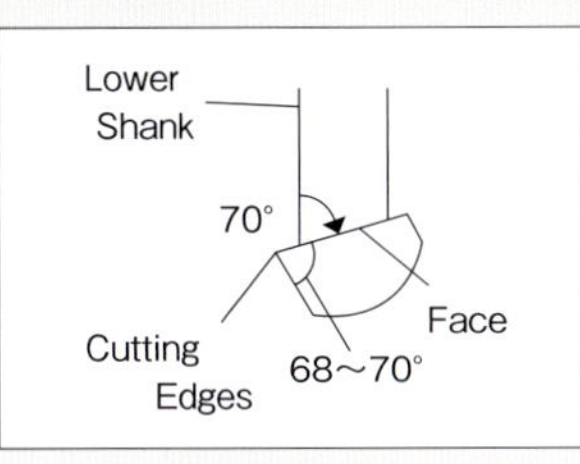

第一シャンクを根面に平行にしたとき、エッジが効くようにブレードは傾いている。

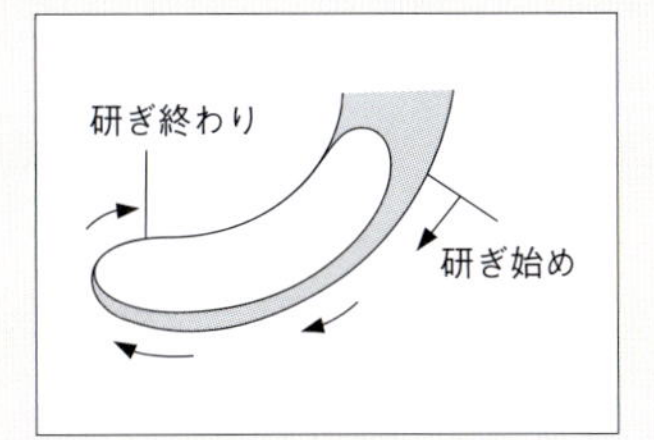

第一シャンクの終わる部分から、先端に回り込んだ部分まで平均にストーンを当てる。

谷口歯科医院では、始業前の時間に歯科衛生士がシャープニングを行います。また、担当の患者さんが来られる直前にも、シャープニングしている姿が日常的です。そこで、私たちが行っているシャープニングの方法を簡単に説明します（**図35**）。

①左手にキュレット、右手にストーンを軽くつまむように持つ。

②キュレットのブレードを水平にして、ブレード底面にストーンを当ててゆっくり起こしていく。

③フェイスとストーンが接触するところが、そのブレードの角度で70度になっていることを確認したら、角度を変えないでストーンを細かく往復させる。

研ぎ始めは第一シャンクから研ぐので、研ぎ終わりはトゥを回ったところで、少しずつストーンを移動させて全体を平均にシャープニングします。そして、最後には必ず切れ味を確認します。

キュレットが小さくなっても相似形であることが重要なので、もしキュレットが変形してもブレードの角度は変えることなく、原型と相似形になるようにシャープニングします。

キュレットの持ち方でルートプレーニングが変わる

ルートプレーニングを行う時のキュレットの操作は、根面に鉋をかけるようにストロークの始まりから終わりまで平均に力を加え、一層ずつ削るように腕全体で操作します。大事なのはキュレットの持ち方です（**図36**）。

キュレットは親指・中指の腹、親指と人差し指の間の3点で把持し、人差し指はバランスをとるために添えるようにします。キュレットの軸と腕がまっすぐになるよう、つまり腕の延長のように持ちます。そして、その状態でまっすぐに引く。それがルートプレーニングのストロークです。ルートプレーニングでは、まっすぐ引くストローク以外はありません。

●

図35　シャープニングの方法

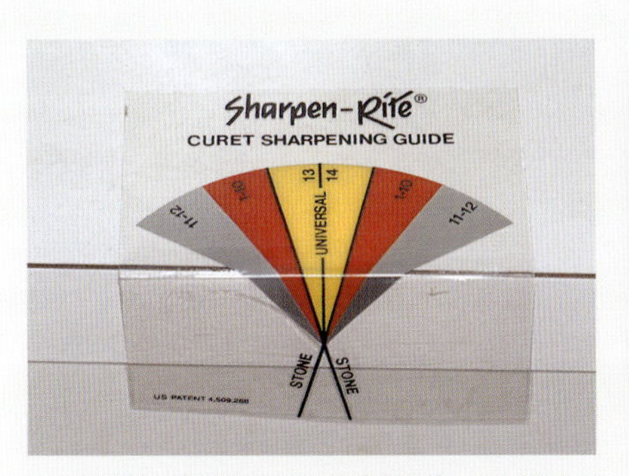

エッジの正しい角度をガイドや分度器を使い、よく覚えておく。

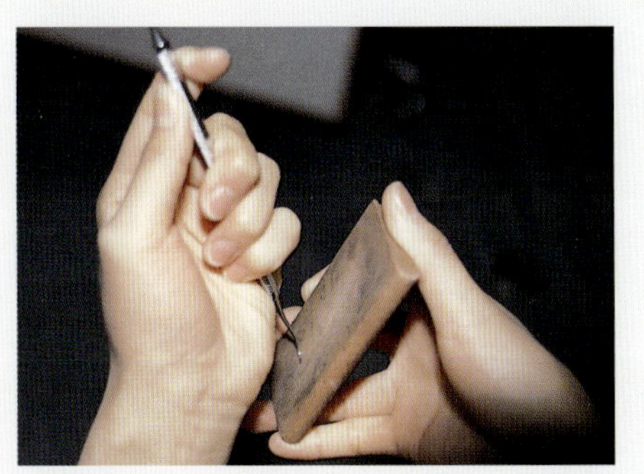

左手にキュレット、右手にストーンを持つ。エッジとストーンが隙間なくピッタリと合うところで止めてストーンの角度を変えないように動かす。ストーンの角度は約110°。

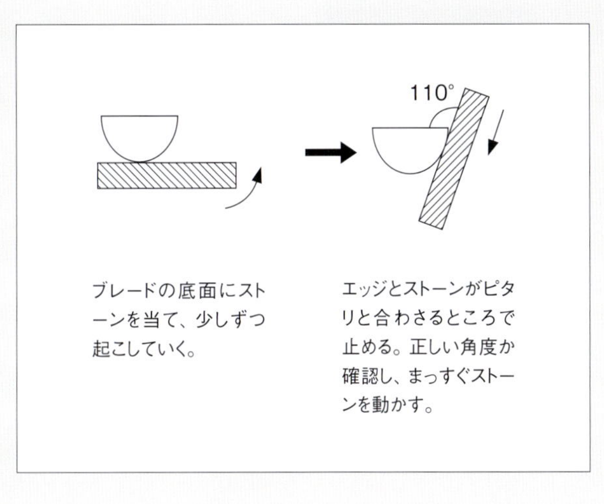

110°
ブレードの底面にストーンを当て、少しずつ起こしていく。
エッジとストーンがピタリと合わさるところで止める。正しい角度か確認し、まっすぐストーンを動かす。

図36　スケーラーの持ち方

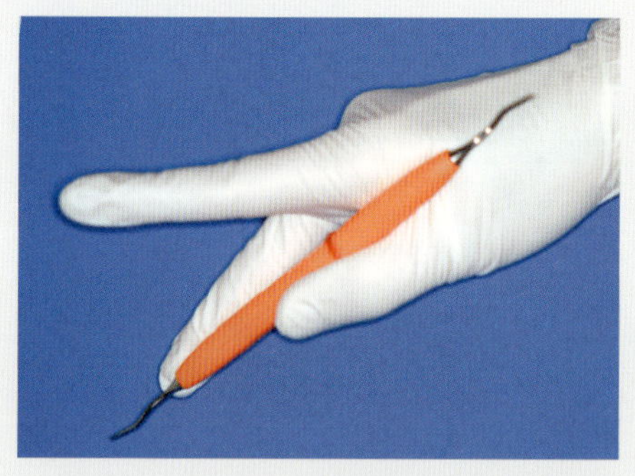

まっすぐに引くための持ち方。親指、中指の脇、親指と人差し指の付け根の3点で把持する。

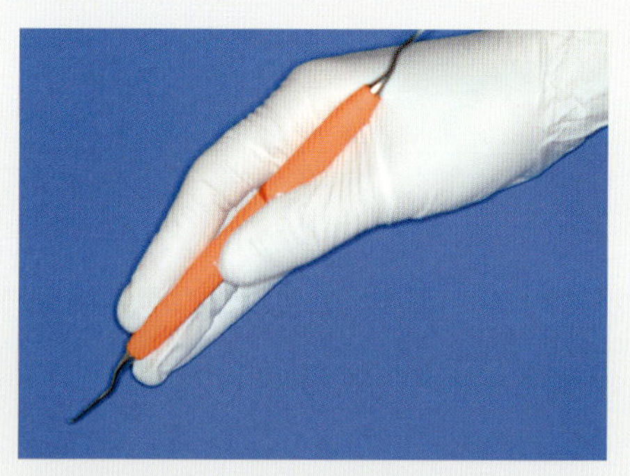

人差し指を添える。キュレットはもう1本の指のように持つ。キュレットは腕の延長のように持つ。

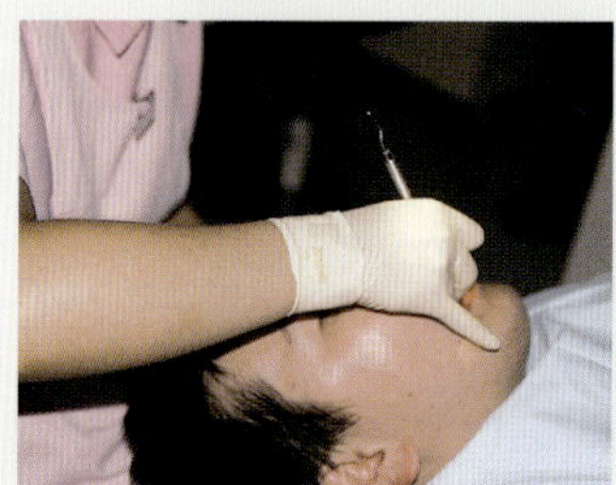

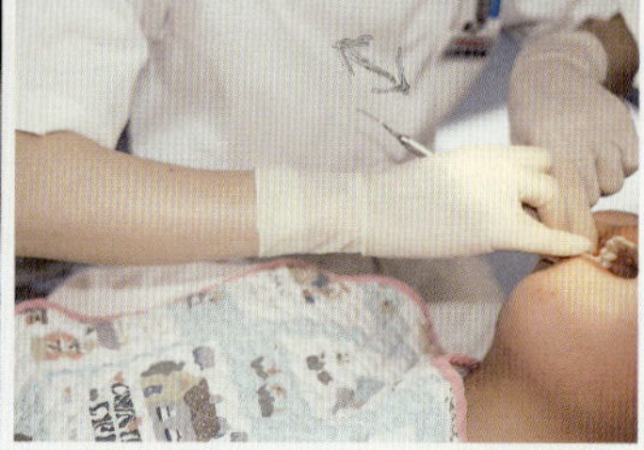

どの部位をルートプレーニングするときも、手首はまっすぐ伸びている。

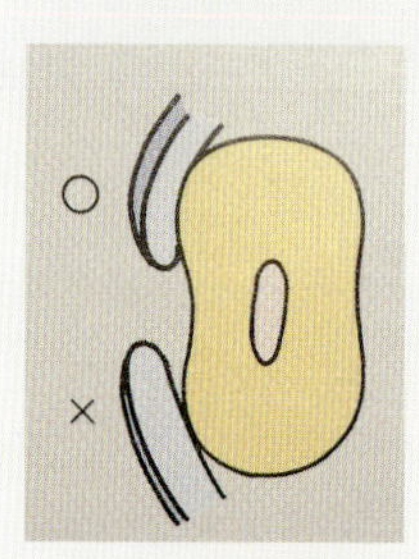

ポケットの中では根面からキュレットの先端を離さない。

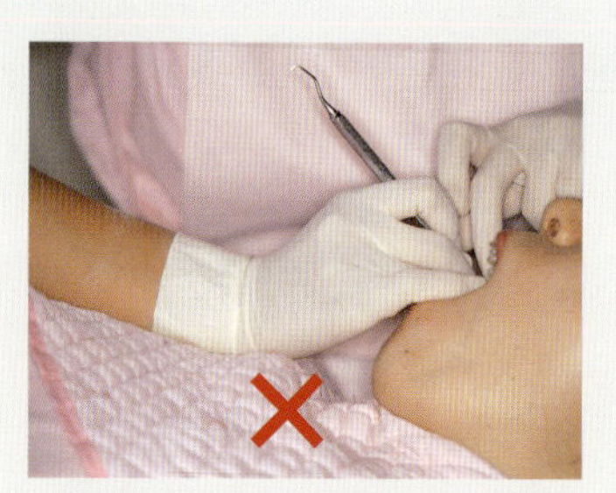

手首が曲がっていると根面に均一の力が加わらない。

ルートプレーニングが上手くなるコツは、他人が上手にルートプレーニングした歯根面をプローブで触って、滑沢になった面を指先の感覚で覚えることです。または、新鮮な抜去歯牙をぴかぴかにルートプレーニングして覚えてください。

抜去歯牙を使う場合は、歯根の2分の1ぐらいを石膏に埋めて、その上にシリコン印象材を歯頸部まで埋めた練習用抜去歯牙をつくり、歯根面にマニュキュアや人口歯石を塗って繰り返し練習するといいでしょう（**図37**）。

また、ルートプレーニングが終了したら、必ず歯科医師やベテランの歯科衛生士にチェックしてもらいます。自分では完璧だと思っても、他人がチェックすると意外な見落としもあるので、第三者のチェックは大切です。

ルートプレーニングは、歯周病を治す環境に整える最も重要な仕事です。そして、患者さんのブラッシングが完璧にできることが、歯周治療で最も必要なことです。歯科衛生士によるブラッシング指導とルートプレーニングの技術をさらに磨き上げて、歯科衛生士の地位をもっともっと高めていきたいと思います。

図37　抜去歯を使った練習模型

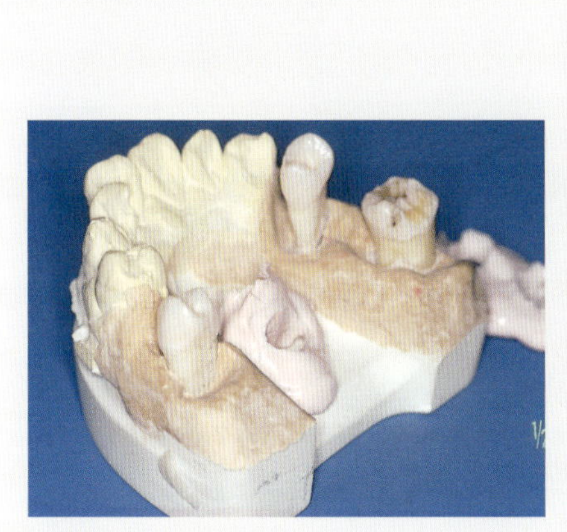

不用になった補綴模型を用いて、抜去歯で練習模型を製作する。

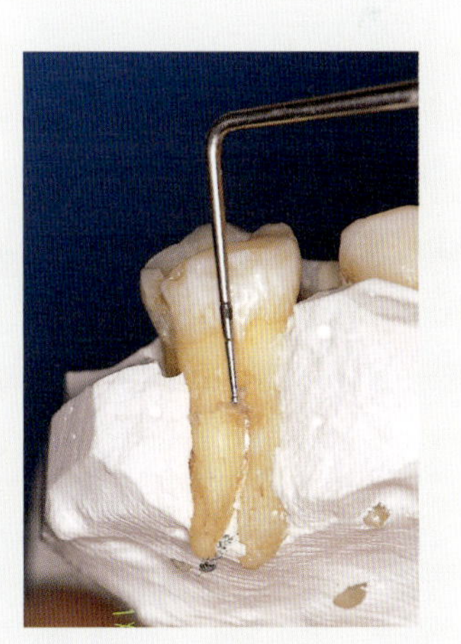

抜去歯牙模型で根面の感触などを覚える。

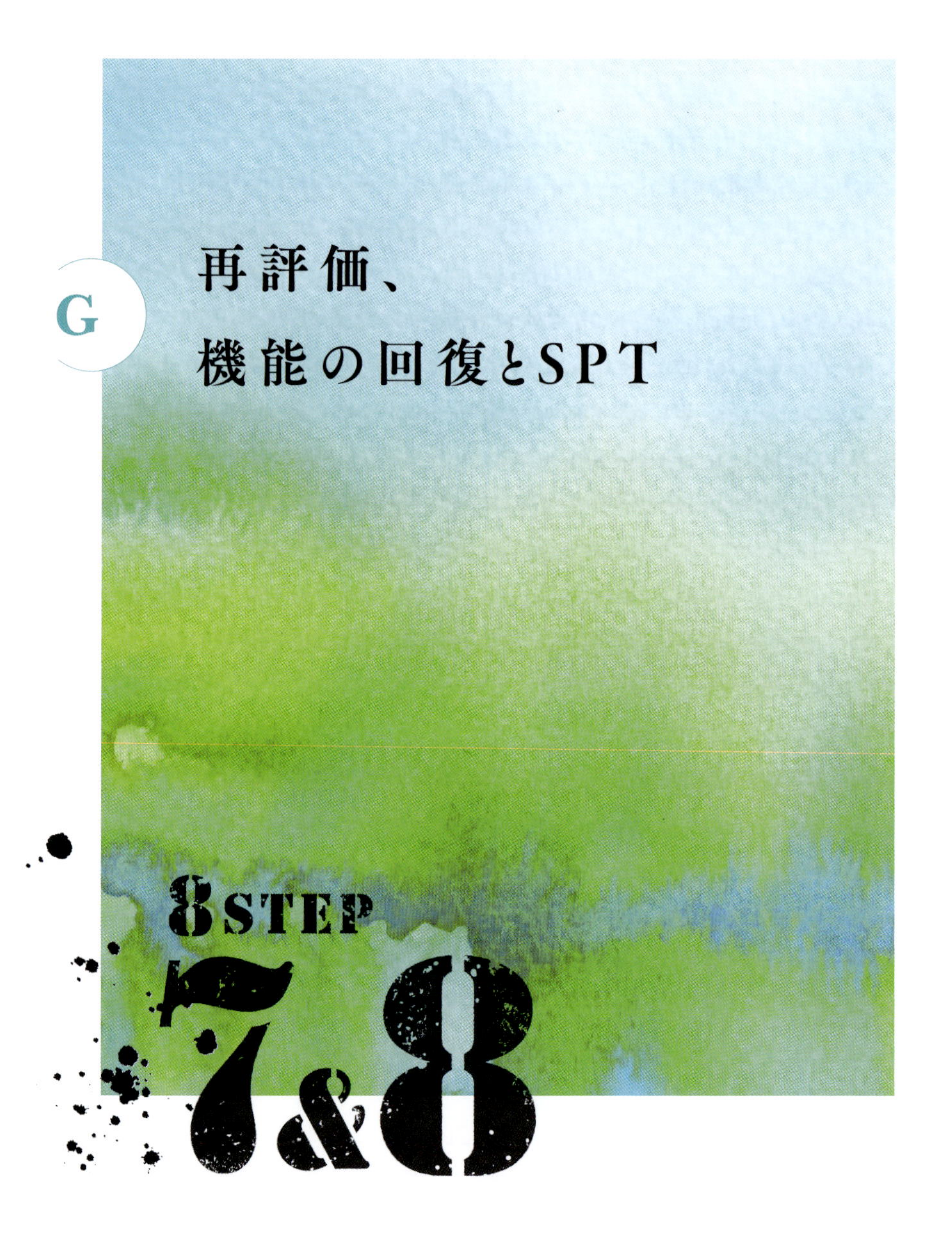

G 再評価、機能の回復とSPT

8STEP 7&8

私たちの再評価の基準

ルートプレーニンング等の初期治療が一通り終わって1ヵ月後に、第1回目の再評価を行います。

再評価では、患者さんのプラークコントロール、歯肉、歯周ポケット内の炎症の状態を確認するのですが、それとともに、治療前に列挙した咬合性外傷、喫煙や食生活等のリスクファクターのチェックをします。

歯周ポケットの評価では、私たちは次の4つの判断基準を用います（**図38**）。

①再評価でプロービング値が4mm以上で出血のある部位は、炎症が残っている可能性があるので、再度ルートプレーニングを行う。

②4mm以下になったが出血する部位は、ブラッシングが不十分な可能性があるので、ブラッシングの確認を行う。

③根面は充分にきれいで出血もないが、プロービング値が4mm以上残ってしまった歯は、SPTに移行する。

④再SRPできない、あるいは再SRPしてもプロービング値が4mm以下にならない場合は歯周外科も検討する。

●

図38　歯周ポケットの評価

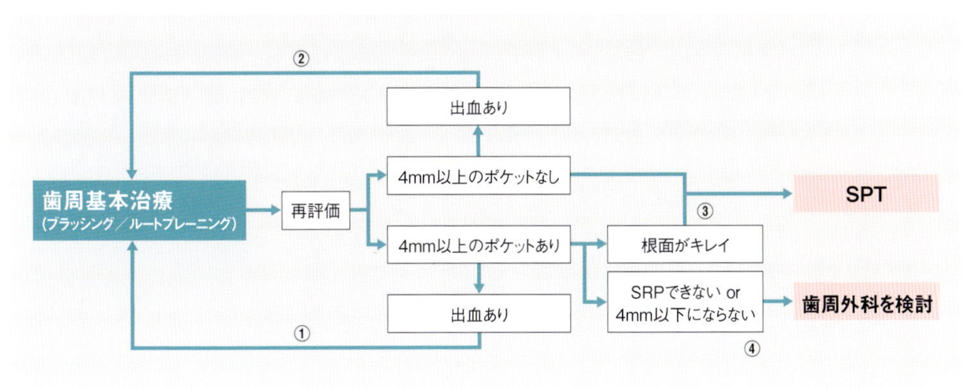

どんなにベテランの歯科衛生士でも、再評価時点で完璧なんてことはそうあるものではありません。1回目の再評価でまだ状態が改善せず、根面にもざらつきがあったら再度ルートプレーニングを行えばいいのです。二度、三度と再評価を行ううちに、6mmあった歯周ポケットが4mm、3mmにすることができるのです。

そのようなことを行っていくうちに、歯槽骨もできてきます。フレアアウトした歯も戻ってきたり開いていた歯間も閉じてくるということもあります。そのような現象を患者さんと一緒に確認しながら行うことで、患者さんも「少し歯は閉じてきたかな」などと自分の歯に興味を深め、改善していくことの喜びを感じて一生懸命にブラッシングをしてくれます。そこまでいくと、効果はてきめんです。

とくに、経験の浅い歯科衛生士が、そのような経験を患者さんと一緒にしていくと、モチベーションも一気に上がり急成長していきます。

繰り返しの再評価で治療効果を上げた患者さん（図39・40）

89年の6月9日に来院された病院勤務の女性ですが、初診時にはおびただしい出血で、プロービング値も右上顎5番の12mmを最高に、右上下顎はほとんどが6mmから8mm、左上顎も動揺の状態でした。

その後、担当歯科衛生士の手に渡ったのが7月20日で、10月2日に第1回目の再評価をしました。その時には、プロービング値が6mm以上の箇所は15％あったのですが、11月に第2回目と90年2月に第3回目の再評価をした時には問題箇所は3歯だけとなりました。

とくに右下顎の根面のきれいさは素晴らしい状態です。初期治療だけで、ほとんどの歯周ポケットは3mm以下にできるのです。このような症例は、プロフェッショナルの歯科衛生士としても、本当にやりがいのある症例だと思います。

●

図39　初診時　1989年6月

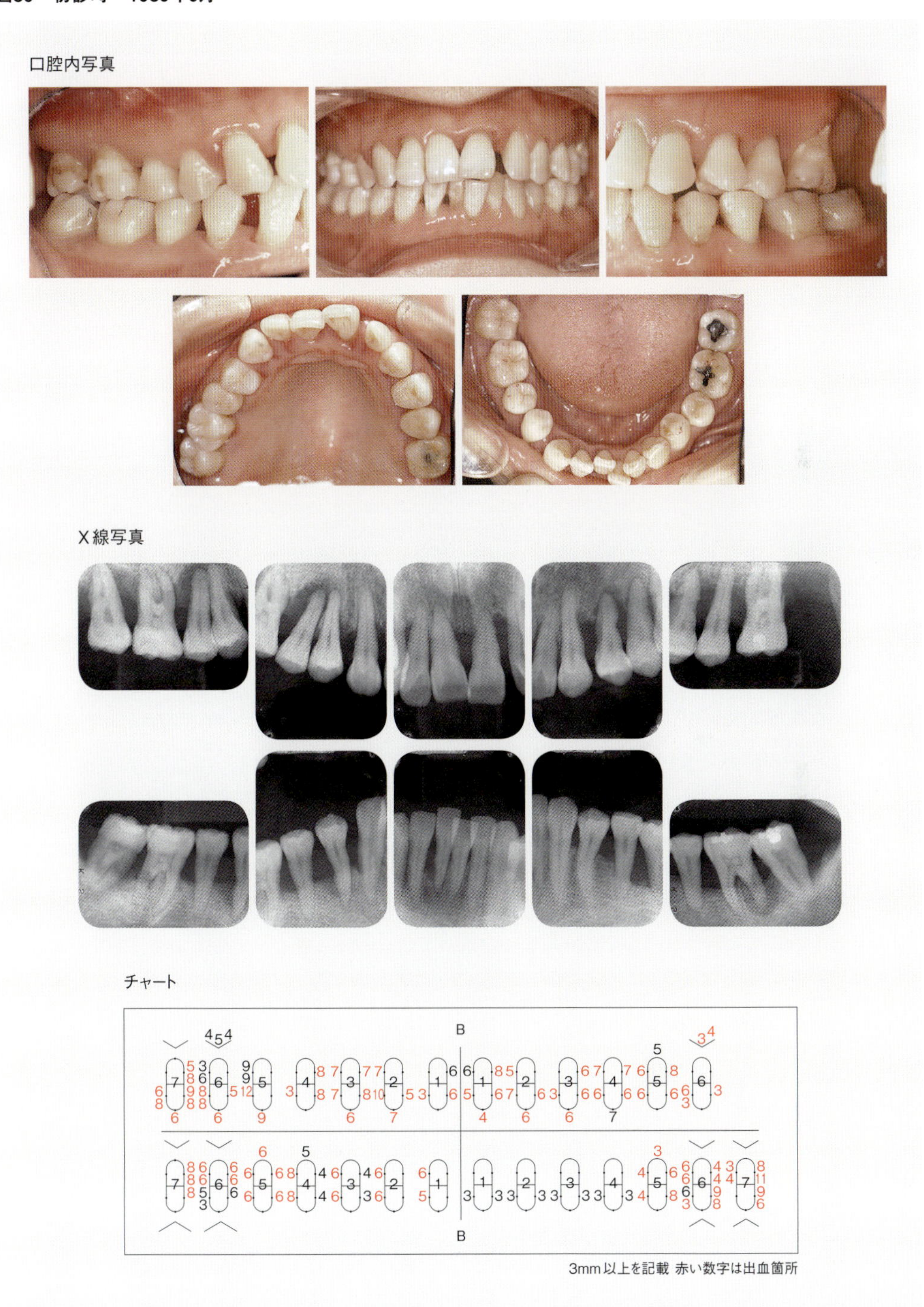

図40　初期治療終了時

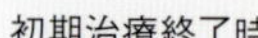

初期治療終了時

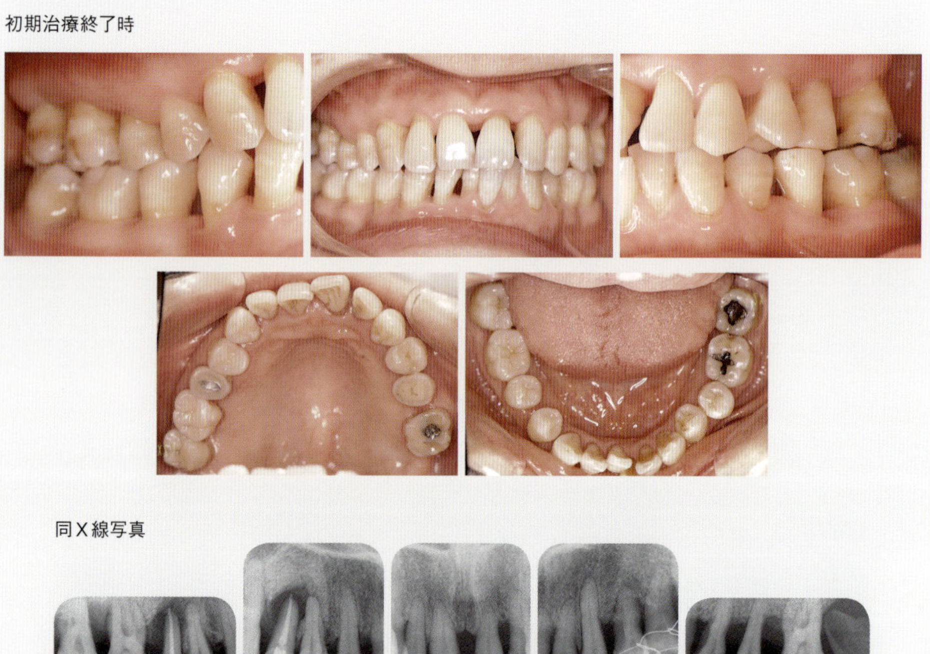

同X線写真

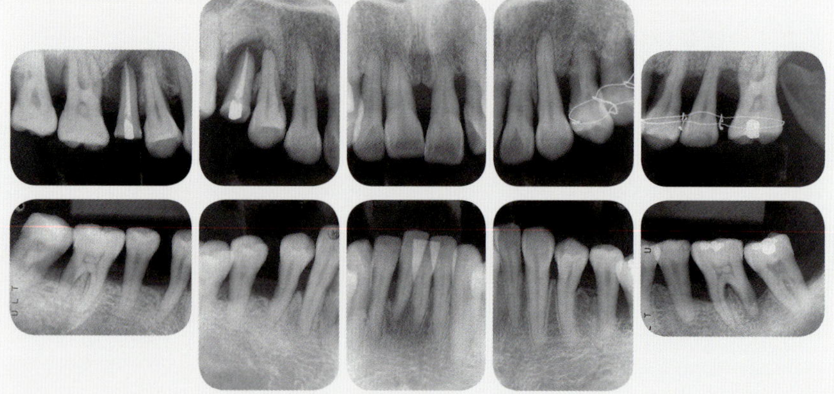

チャート

B

	7	6	5	4	3	2	1	1	2	3	4	5	6	7
上顎	4 5 4	4 3	9	4	3	3				3	3	3	3	
下顎	3 3 4	3 3 3 3	3	3	3			3					3	3 3

B

3mm以上を記載 赤い数字は出血箇所

機能の回復への移行

ここまでは歯周治療のお話でした。しかし、いつまでも歯周治療だけを続けるわけにはいきません。どこかで終了して、補綴処置などの機能の回復に移行しないといけないわけです。

どこで移行するかは迷うところですが、私は以下の状態になったら機能回復に移行します。

まず、すべての歯周ポケットが3mm以下になったら歯周治療は終了にします。しかし、根面はきれいで出血もないが、4mm以上の歯周ポケットが残ってしまった、根分岐部のようにルートプレーニングが充分にできず4mm以上の歯周ポケットが残ってしまった場合はどうするか。その場合でも、私は補綴処置などに移行します。

当然のことながら、その後も歯周ポケットが何とか浅くなるように努力を続けますが、歯周ポケットにとらわれすぎて「よく噛める」ようにすることを忘れてはいけないと思います。また、機能の回復によってプラークコントロールもやりやすいように考えることも大切です。それにより歯槽骨の強化も期待できるからです。

患者さんの咬合力・咀嚼能力を知っておく

これだけ歯科医療が進歩したにもかかわらず、私たちは自分たちの担当器官の機能を測る尺度を持っていません。義歯やクラウンを入れても、患者さんの感想で機能を測っている現実は、非科学的で医療としては恥ずかしいと思います。

歯周病にかかわらず、あらゆる口腔内の疾患は咀嚼機能の回復が目的となるので、谷口歯科医院では検査時と機能回復時には「咬合力の測定」と「咀嚼能力の評価」を行います（**図41**）。

咬合力測定器を使用した咬合力の測定は、1歯の瞬間最大咬合力を測定するもので、すべての咀嚼能力を表わすことには多少の疑問もあり

図41

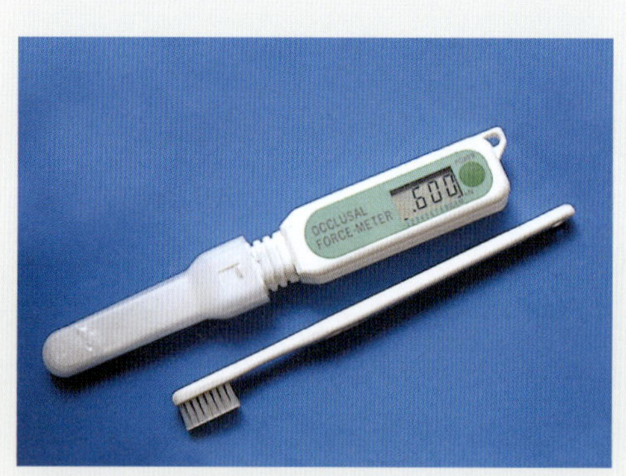

私が使っている咬合力測定器。ディスポーザブルの受圧部を噛むだけで測定できる非常に簡便なもの。

年　　月　　日　咬合力　＿＿＿＿N／・　＿＿＿＿N／・

縦軸：よく噛む（↑）　横軸：硬い（→）

いか（煮）	酢だこ	フランスパン	しわたくあん	するめ
かまぼこ	パンのみみ	野沢菜	干し魚	貝柱
焼き魚	だいこん漬	焼き肉	サラミ	堅焼き煎餅
こんにゃく	おこわ	セロリ	らっきょう	ピーナッツ
ごはん	ハム・ソーセージ	きゅうり	りんご	せんべい

当院で使用している咀嚼能力表。横軸におおよそ硬さの順番、縦軸にはよく噛むものの順すなわち破砕力または臼磨する能力の大きさをとっている。

ます。しかし、使っているうちに総義歯や多数歯欠損義歯の人でもない限り、下顎第1大臼歯の咬合力がその患者さんの咀嚼能力をほぼ表わしていることが分かってきましたので、ブリッジや義歯の人工歯であっても下顎左右の第1大臼歯の近心頬側咬頭で測定しています。天然歯およびポンティックでは200N以上、義歯では150Nを合格の目安にしています。

それと同時に、咀嚼能力を測る目安として独自の咀嚼能力表を用いて、患者さんの咀嚼能力を評価しています。日本人である以上は「ごはん」を食べられることが最低条件だと思いますので、最低基準に「ごはん」、最高基準に「するめ」をおいて、患者さんが左右どちらで咀嚼できるのかを評価します。

この咀嚼機能の測定は、治療前の検査時とともに、機能回復後のリハビリテーションの時にも行い、治療によってどれだけの機能が回復したのか確認するためにも行っています。

治療は機能の回復とリハビリテーション

機能の回復、それは歯を削って補綴したり、義歯を入れることで、一般的には治療と言われています。しかし、私はこれは治療の一部で、それで終了だとは考えていません。機能の回復とリハビリテーションがセットになってはじめて、治療終了といえるのではないでしょうか。

例えば、骨折して整形外科に行きます。そこで、骨がつながったからもう来なくていいよ、ということはありません。骨がつながったらリハビリテーションを行い、自由に動かせる、あるいは歩けるようになって初めて機能が回復して治療は終わります。歯科医療も同じことだと考えています。装着した補綴物で、あるいは新しく作られた義歯でどの程度噛めるのか、機能の回復を確認してはじめて治療終了だと思います。

具体的には、私のところで補綴物や義歯を入れたら、セット後にOHIがあります。つまり、セット後に患者さんに来ていただいて、具合がいいのか、どのようなものが不自由なく食べられるのかを確認します。

その際の、患者さんへの聞き方にも配慮します。「噛み合わせはどうですか？」といった聞き方をすると、患者さんは「大丈夫、いいですよ」と大半は応えてしまいます。でも、「右と左でどちらが高いですか？」「野沢菜を普通に噛めますか？」と具体的に聞いていくと、患者さんは「こっちが高いみたいだ」「ちょっと噛みにくい」とか応えてくれます。

要するに、聞き方ひとつで微妙なことがわかるし、それが一番私たちにとっても勉強させてもらえるチャンスなので、機能の回復の確認はぜひ行っていただきたいと思います。また、このときこそ名医になれるチャンスでもあるのです。

SPTは患者さんの生活習慣との戦い

機能の回復が終わったらSPTに入ります。SPTはSupportive Periodontal Therapyの略で、私は患者さんのリスクファクターとの長い葛藤の旅だと思っています。

歯周病は、炎症を徹底的にコントロールすれば一旦は治ります。しかし、一生その状態を維持しようとすると炎症のコントロールだけでは難しい。そのほかに、咬合性外傷への対策抜きにはSPTは語れません。咬合は生涯にわたってゆっくり変化するので、定期的な咬合のチェックも必要です。咬合調整も大切ですが、そこに外傷力が働かないように、咬合性外傷とりわけブラキシズム対策も行っていくことが大事です。

SPTは、生活習慣としてのリスクファクターのチェックです。ブラッシングの仕方、シュガーコントロールの現状、禁煙できているのか、食生活の改善はどうなのか、そしてブラキシズムのコントロールもすべて患者さんの生活習慣です。患者さんが健康を保っていくために、患者さんの生活習慣を必ず確認して、もし不具合があれば対応していきます（**図42**）。

私たちはルートプレーニングなどで、患者さんの歯周疾患に治るきっかけや環境づくりをするのですが、根本的にはすべてが患者さんの生活習慣から発生していることなので、その生活習慣との戦い・改善がSPTだ

図42　メインテナンス検査表

K子 様　メインテナンス検査用紙　07年 2月 7日

主訴 LL固定のスーパーボンド脱

歯科医　院長
歯科衛生士　堀川

全身状態 うつ病

□ 顎関節　□ 口渇　□知覚過敏

□ 食物嵌入（歯間離開）　□ 咬合痛（打診痛）　□ 口腔粘膜

□ 舌，舌習慣　□歯の動揺　○ ブラキシズム スプリント使っている

□ 咬合高径　低位　□ 早期接触　□ う蝕

□ 義歯、補綴物の状態

咬合力　右 ______N　左 ______N

歯ブラシ

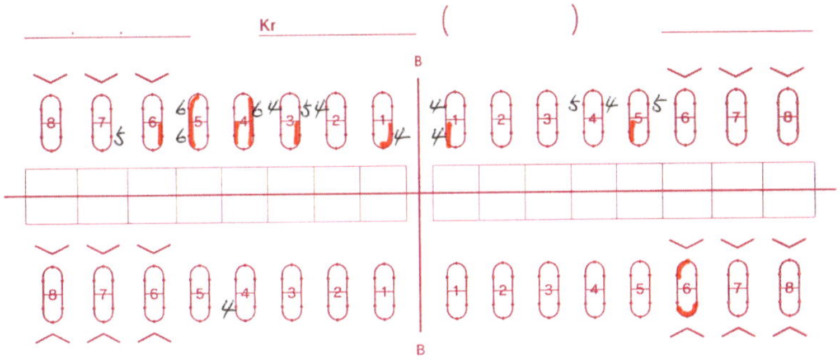

Kr

食生活、嗜好品等　食生活　甘いもの結構食べている．抹茶アイス、チョコ、アイス等　→ できるだけ控える　㊇check

プラーク　歯頸部、歯間にべっとり、10分間ぐらい磨いている。

歯肉　歯間ブラシ最近使っていない

辺縁歯肉、歯間乳頭に炎症あり　→ もう一度 炎症治すためのブラシを!!　㊇check

治療計画

㊇ C処

谷口歯科医院　長野市南石堂町1271　℡026-226-0262

私は、上記の説明を受けたので、継続管理計画に基づく歯科疾患継続指導を受けることに同意します

年　月　日 患者氏名

と考えています。したがって、SPTは患者さんの生活全体をトータルにみて、健康に過ごしていただくための大切なステップです。

人生、山あり谷ありの患者さん（図43・44）

患者さんも長期に渡って通ってきてくださると、人それぞれの人生のなかで紆余曲折があります。

病院勤務だった患者さん（p84〜85）も、歯周治療がある程度満足いく結果になり、大好きだった甘いものもだんだん摂らなくなり、いい状態で何年もきていました。ところが、14年後のある日、ご主人が心筋梗塞で急逝されました。患者さんはショックで、やめていた甘いものをむちゃ食いするようになってしまった。鬱病にもなり、精神安定剤と入眠剤を服用するようになりました。こうなると自己管理などできないので、歯どころではないわけです。そのうち躁状態になり2ヵ月以上の入院生活を送りました。

それから4年が経ったある日、歯周炎の急性発作で来院しました。また、う蝕も増えてきて、前歯はオペせざるをえない状態にまでなってしまったのです。本当に人生というのは常に順風満帆であるわけではなく、いろいろなことがあります。

私生活が乱れ精神状態も不安定になってしまった患者さんですが、ひとつだけ守ってくれたことがありました。定期健診にだけは来てくれていたのです。甘いものもコントロールできていない、歯ブラシも十分ではないのだけれど、いつも「先生に怒られに来ました」と言って来院してくれました。4mmだった歯周ポケットも7mm、8mmになってしまったけれど、それでも何とか進行をとめて20年以上も保っているわけです。歯槽骨も何とか大丈夫です。

このような患者さんを顧みて、初期治療がしっかりできていることが、いかに大事かということを教えてくれます。そういうなかで、私たちがどうやってサポートしていくのか、本当に大切な課題だとつくづく考えさせられました。

●

図43　2013年（24年後）

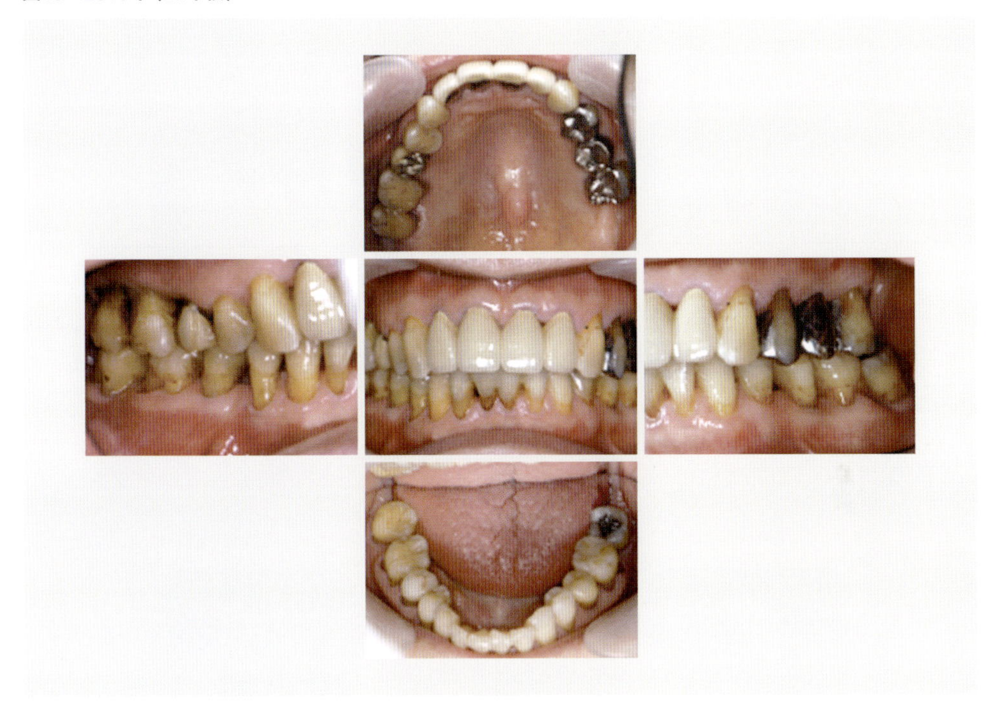

図44 2014年（25年後）

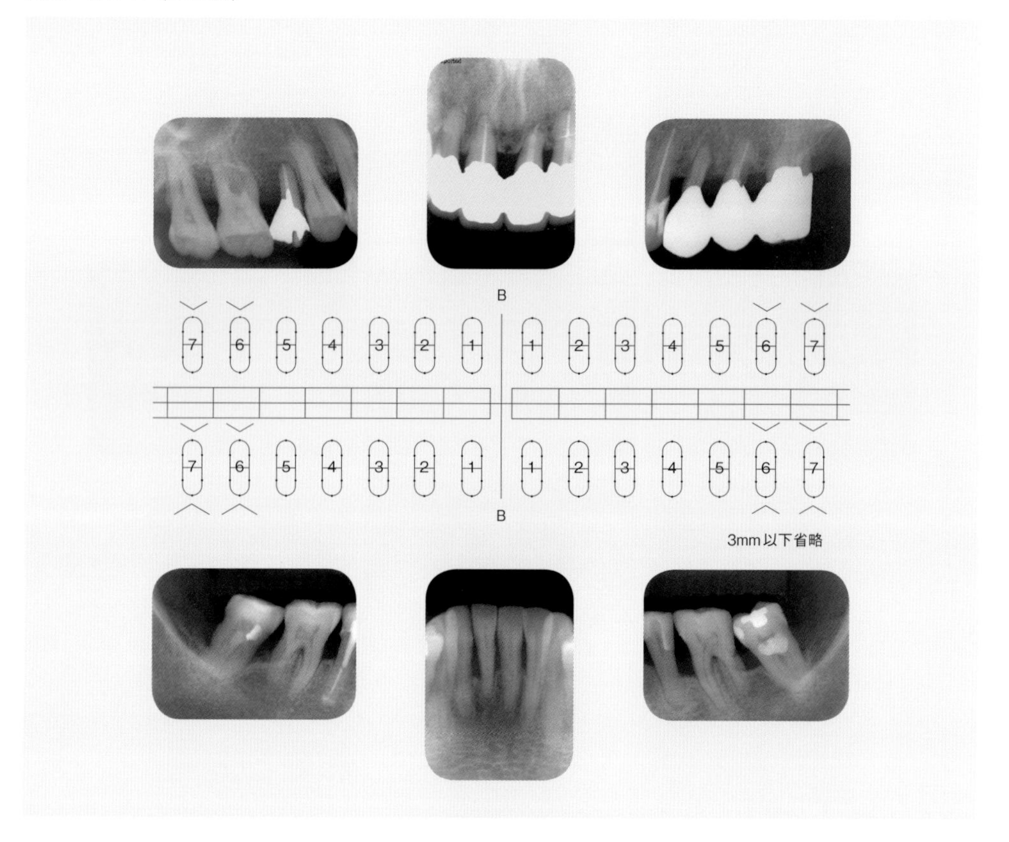

医院の総合力として患者さんをトータルにみていく

ここまで記述してきたことは、歯科医師ひとりの力でできることではありません。初期治療のプロフェッショナルとして歯周疾患の治る環境を作ってくれる歯科衛生士、また、患者さんが来院するごとに患者さんの体調を気遣い声をかける受付スタッフ、一人の患者さんの生活に寄り添い、いつも患者さんの立場にたってサポートを続けてくれるスタッフ全員、それぞれが役割を果たしてくれているからできることです。それが、歯科医院としての総合力となり、地域のなかで歯科医院の評価となっていくのだと思います。

歯周治療というのは、たしかにそんなに簡単ではないかもしれません。でも、あえて私は簡単だと思いたいし、6mmの歯周ポケットを3mmにすることは誰でもできると思っています。

歯周治療を通じて、患者さんの人生に向き合い医療人としての志を高めていっていただきたいと思います。

●

このように谷口歯科医院では、すべての患者さんに対して「主訴の解決」「オリエンテーション」「診査－共診査」「OHI」「治療」「機能の回復」「SPT」という8つのステップを踏んで、患者さんの健康回復のお手伝いをしています。冒頭に記述したように、このステップは歯周治療に限ったものではなく、すべての口腔疾患に共通で、これらのステップを何一つスキップすることなく踏むことにより患者さんとの深い信頼関係が築けるものだと思っています。

また、これはすべての歯科療法の基礎となる大事なものでもあります。私たちは口腔内のさまざまな障害に対して患者さんと向き合うわけですが、疾患だけを見るのではなく、患者さんという人間を相手に歯科医師、あるいは歯科衛生士として向き合っているのだということが、この8つのステップで私が一番大事にしていることです。

歯周治療に関連する
3つのこと

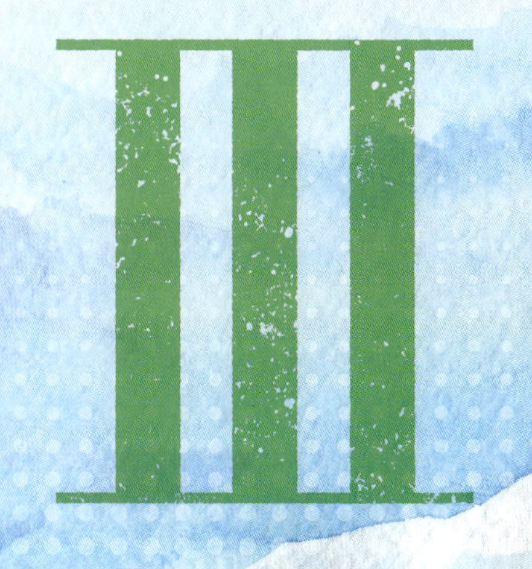

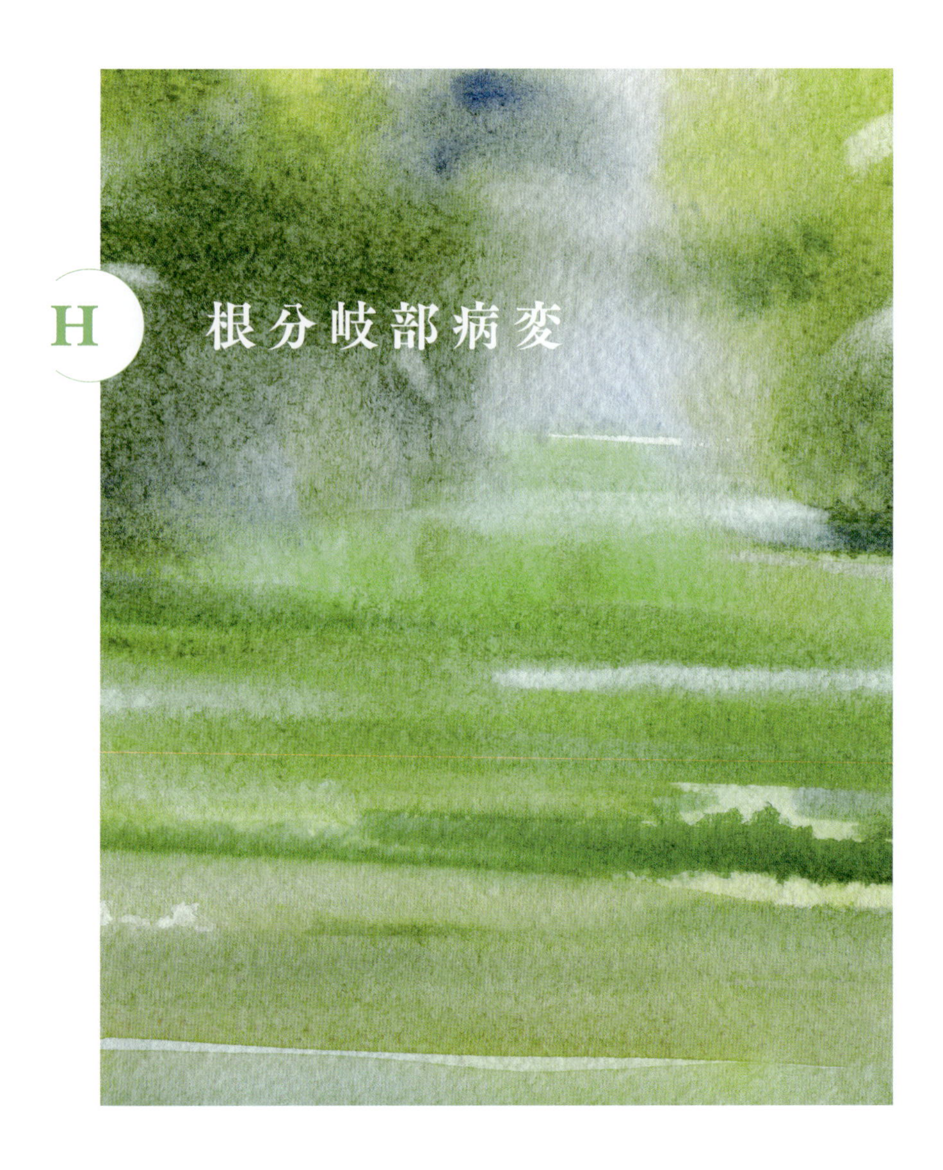

H 根分岐部病変

どうしても治りにくい根分岐部病変

これまで書いてきた8つの階段を飛び越すこともなく、一段一段確実に昇って行けば、単根歯で6mmくらいの歯周ポケットのある歯周病は基本治療で治ります。私たちはそのようにやってきましたし、またそれを維持してきました。

重度の歯周病の患者さんでも、患者さんが真剣に治す気になって私たちのアドバイスを実行して、私たちが歯肉をできるだけ傷つけないようにルートプレーニングができさえすれば、単根歯から歯周ポケットが浅くなってきます。残った歯周ポケットが深いところを再度ルートプレーニングしてまた、1カ月後に再評価するとほとんどの単根歯は歯周ポケットが3mm程度になります。

しかし、どうしても治りにくい部位があります。それは、複根歯の根分岐部病変のある歯です。

根分岐部病変があっても無麻酔下で歯肉をできるだけ傷つけないように、根気よくルートプレーニングをしていると、歯肉があまり退縮しないで歯周ポケットが浅くなってゆきます。しかし、何年も見ていると再び歯周ポケットが深くなってくる例があるのです。そんな時、成書にあるようにフラップを開けてみたり、歯冠側移動して縫合したり、考えられるいろいろなことをしても思うような結果が得られないことがあります。

また、やむを得ず歯周ポケットを残したままSPTに移行しても長年の間に徐々に進行してゆくのを止めることは至難の業だと感じています。

大げさに言えば、私たちの歯周病との戦いは根分岐部病変との戦いといえるかもしれません。

このようにして、根分岐部病変は私たちの生涯のテーマとなっています。

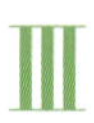

オペしても抜歯になってしまった患者さん（図45）

1975年の初診で10mmあった歯周ポケットが3mmになった患者さんですが、右上6番の根分岐部病変だけは思うような結果が得られませんでした。

この時期は、夢中に歯周炎の勉強をしていた頃で、根分岐部病変にはFOPが良いということで、右上6番のフラップを開けてみました。だけど、結果はおもわしくない。フラップを開けて4年後には歯槽骨がみるみる下がり、15年後には口蓋根が根尖部で露出してしまいました。やむをえず口蓋根を抜いて、とりあえず保たせようと思ったのですが、結局、抜歯になりました。

振り返ると、下手なFOPを行ったことが抜歯、そしてブリッジにつながったのではないのか。FOPしたからといって、必ずしも良い結果になるとは限らないのが根分岐部病変だというのを、この患者さんから教えていただきました。

●

図45　右上6番根分岐部 34年経過

四苦八苦してルートプレーニングをすると一旦は改善するのですが、数年すると少しずつ再発し進行してしまう症例にぶつかるようになりました。一旦は、ポケットも浅くなったのですが、メインテナンスをしていくうちに少しずつ進行していくのです。15年後には頬側2根になり、それを歯体移動して修復したのですが、ついに31年後には保存不可能となりました。

初診時 1975年12月

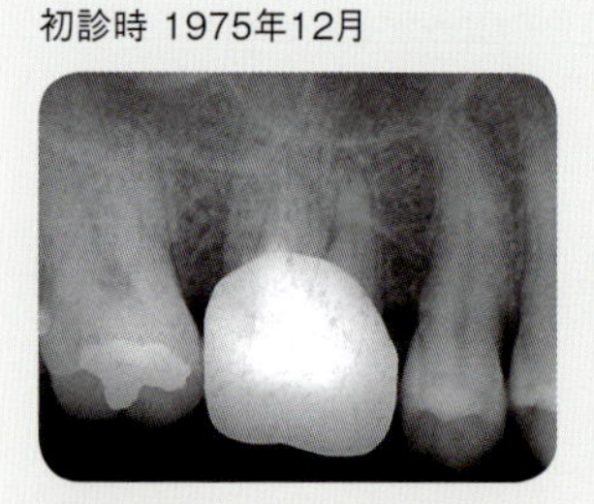

10年後 1986年1月
FOP4年後

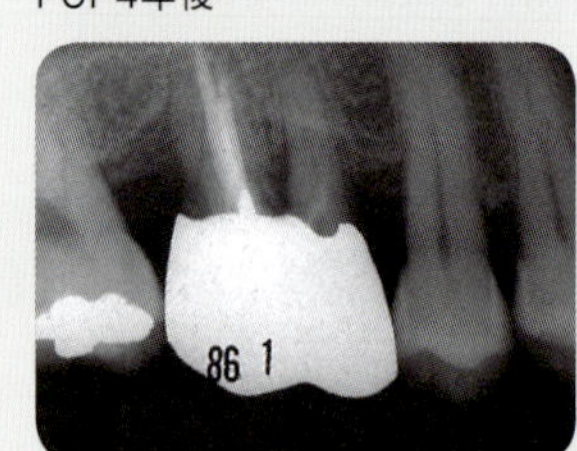

15年後 1990年11月
口蓋根切除

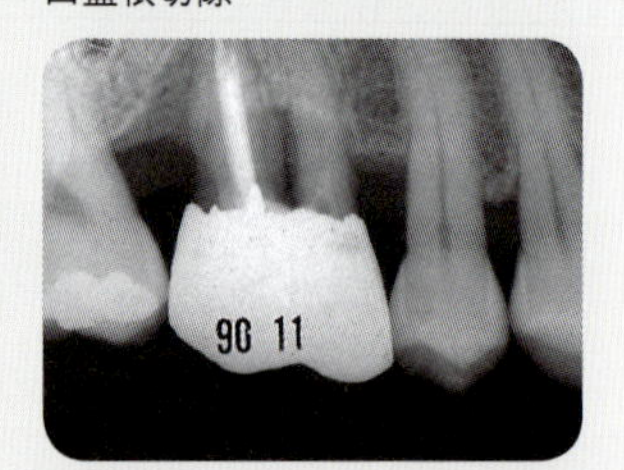

舌側移動前 1993年11月

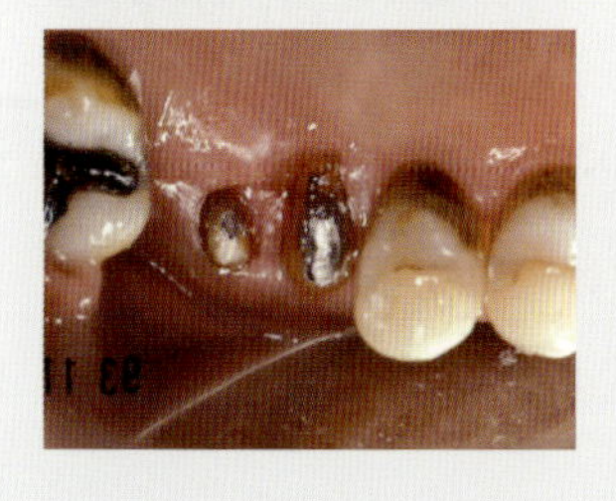

31年後 2006年10月

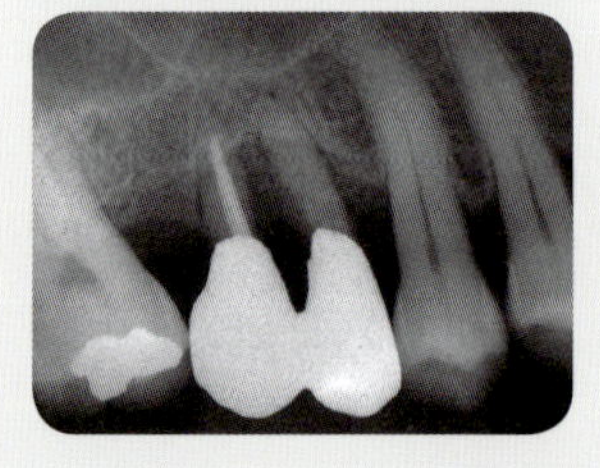

34年後 2009年10月

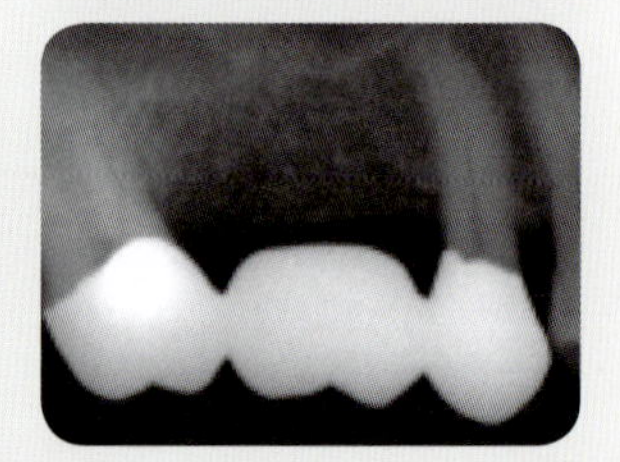

エナメルプロジェクションを処置しても進行を止められなかった患者さん（図46）

同じ頃にお見えになった患者さんです。

左下6番の6mm以上あったポケットにSRPとプラークコントロールをしましたが、根分岐部にポケットが再発してしまいました。その頃ちょっと勉強してしまったために、ポケットが残ったら外科をしなければいけないとFOPをして、さらにエナメルプロジェクションをきれいに削り取ってしまいました。直後は、ポケットはなくなったのですが、やがて根面う蝕ができてしまいました。患者さんはそれ以上の治療を強く拒んだためにサフォライドを塗布したり充填してその場しのぎをしていたのですが、とうとうC4状態になり、ポストコアを深く入れたこともあって、ついにオペ後3年目に近心根が破折してしまいました。遠心根と左下5番でブリッジにしました。その後も経過は思わしくなく、けっきょく21年目に抜歯となってしまいました。あの時外科をしていなかったら、こんなに苦労しなかったのではないかと心が痛みました。

基本治療をして、SPTしていたら現在まで保存できたかもしれないと思っています。けっきょく次々と手荒な治療を余儀なくされてしまいました。

●

図46　根分岐部病変の経過 34歳 主婦

初診時 1978年6月

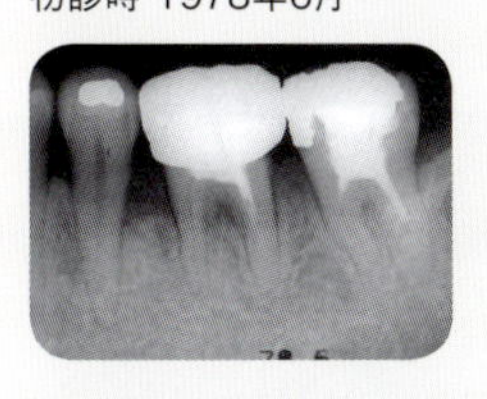

1980年7月

FOP
（エナメルプロジェクション
トンネリング）

1980年11月

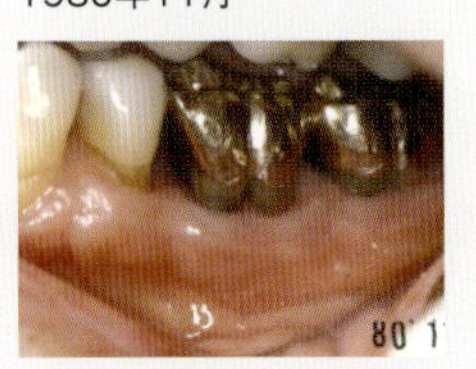

FOP 2年後 1982年

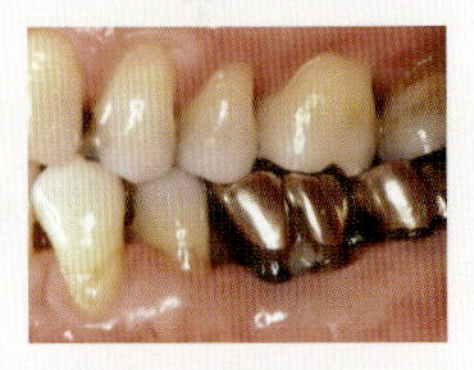

5年後
近心根破折 1983年7月

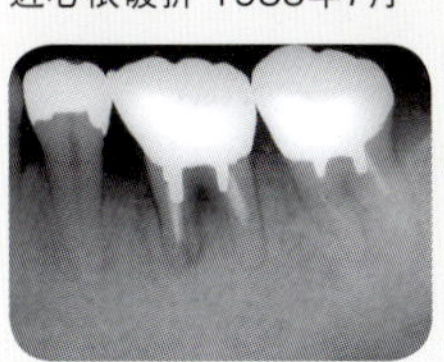

ヘミセクション 1991年7月

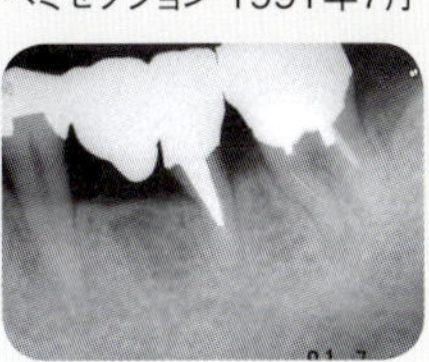

1999年3月

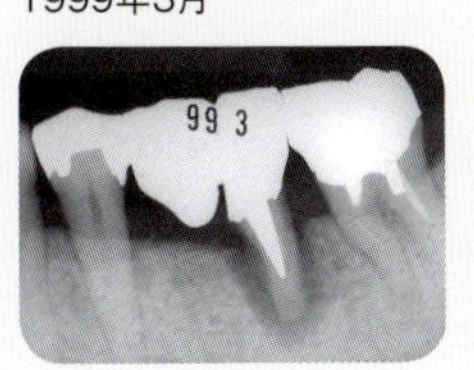

31年後 2009年10月

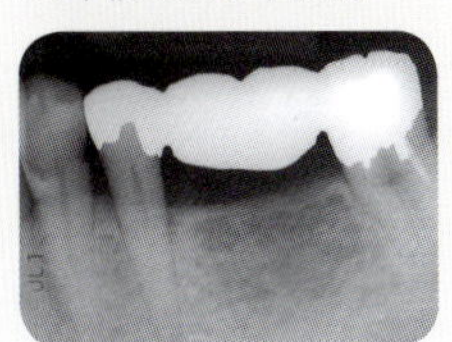

千切れると厄介な根分岐部内側部分にある放射状の歯肉線維

なぜ、根分岐部病変が治りにくいのか。

もちろん、ルートプレーニングが非常に難しいのと、その後のプラークコントロールも難しくなるからです。でも、それだけではなく、たとえ炎症のコントロールができたとしても、根分岐部内側部分にある陥凹部の根面から放射状に出ていた歯肉線維の再生が難しいからではないでしょうか（**図47**）。

つまり、炎症が起きると歯根に付着していた歯肉線維が千切れてしまいます。ルートプレーニングによって輪状線維は樽のタガが縮まるように歯肉がタイトに引き締まったとしても、根分岐部内側の放射状の線維が戻って来なければ、なかなか治っていきません。放射状の線維が戻ってくるにはセメント質の再生が必要で、そう簡単なことではないのです。同じようなことは上顎第一小臼歯の近心面、上顎4番の近心面等の歯根陥凹部にも言えます。

図47　根分岐部病変の歯肉線維の状態模式図

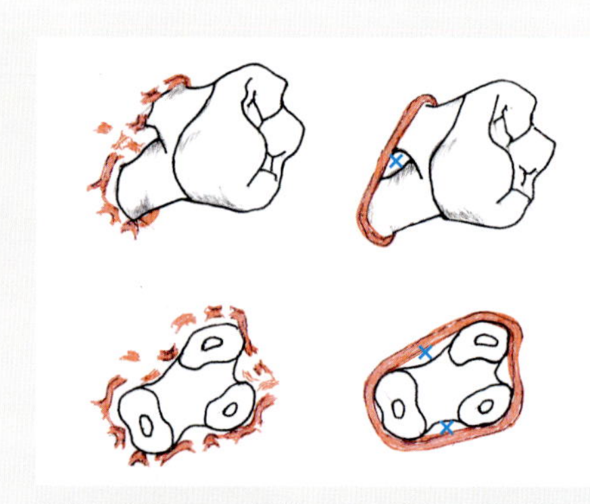

歯根に付着していた線維はすでに消失し、輪状線維もバラバラの状態。
炎症がコントロールされて輪状線維が歯根周囲を固く取り巻いても、歯根からの線維が再生しない限り根分岐部の陥凹部の歯肉は硬く引き締まりにくい（×印）。

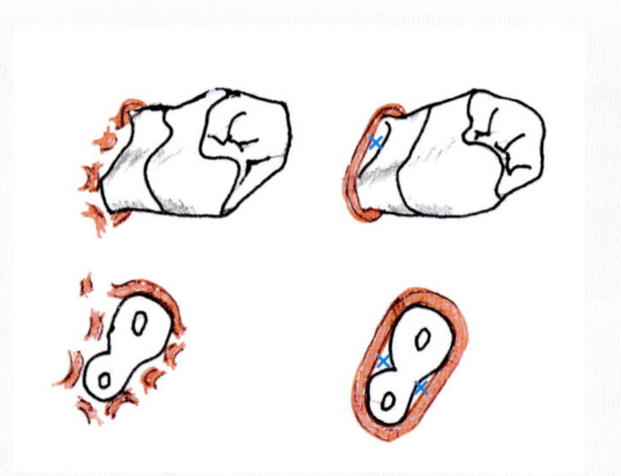

同じことが上顎第一小臼歯や、ときには下顎前歯にもいえる。

私を悩ませた「根分岐部病変の治療方針の分類」

また、私たちを悩ませたのが従来の文献に出ている「根分岐部病変の治療方針の分類」です。とくに理解を困難にしていたのが、その分類と各段階の処置方針の説明でした。根分岐部病変の程度を水平的なポケット深度で分類され、あまりにも処置方法が多岐にわたるために、いま直面している根分岐部病変はどの処置が適切なのか分かりませんでした。

よく考えてみれば、歯周炎は根尖方向に進行していく疾患ですから、水平的な進行程度で分類すること自体に無理があるわけです。

根分岐部病変が進行しない患者さん（図48）

1974年に初めて来院された患者さんです。

あきらかにすべての6番に根分岐部病変があります。ところが、この方の場合は14年経って定期健診してもまったく進行していないのです。プロービング値を測ってみると確かに分岐部には水平的なポケットがあるのですが、実は、垂直的なポケットはまったく無いのです。

それで、アレッと思いました。歯周炎でも根尖方向にポケットがなければ問題ないのではないかと。それから35年が経ちましたが、垂直に進行しないようにコントロールできれば、水平的なポケットがあってもある程度は保ってくれています。そのようなことを、この患者さんから教わったのです。

●

それからは、谷口歯科医院の根分岐部病変の分類では、たとえ水平的にポケットがあっても、根尖方向にポケットがいかないようにコントロールできればいい。そのように割り切って、谷口流に新たな治療方針の分類をつくり直したのです（図49）。

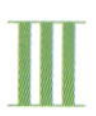

図48　進行しない根分岐部病変

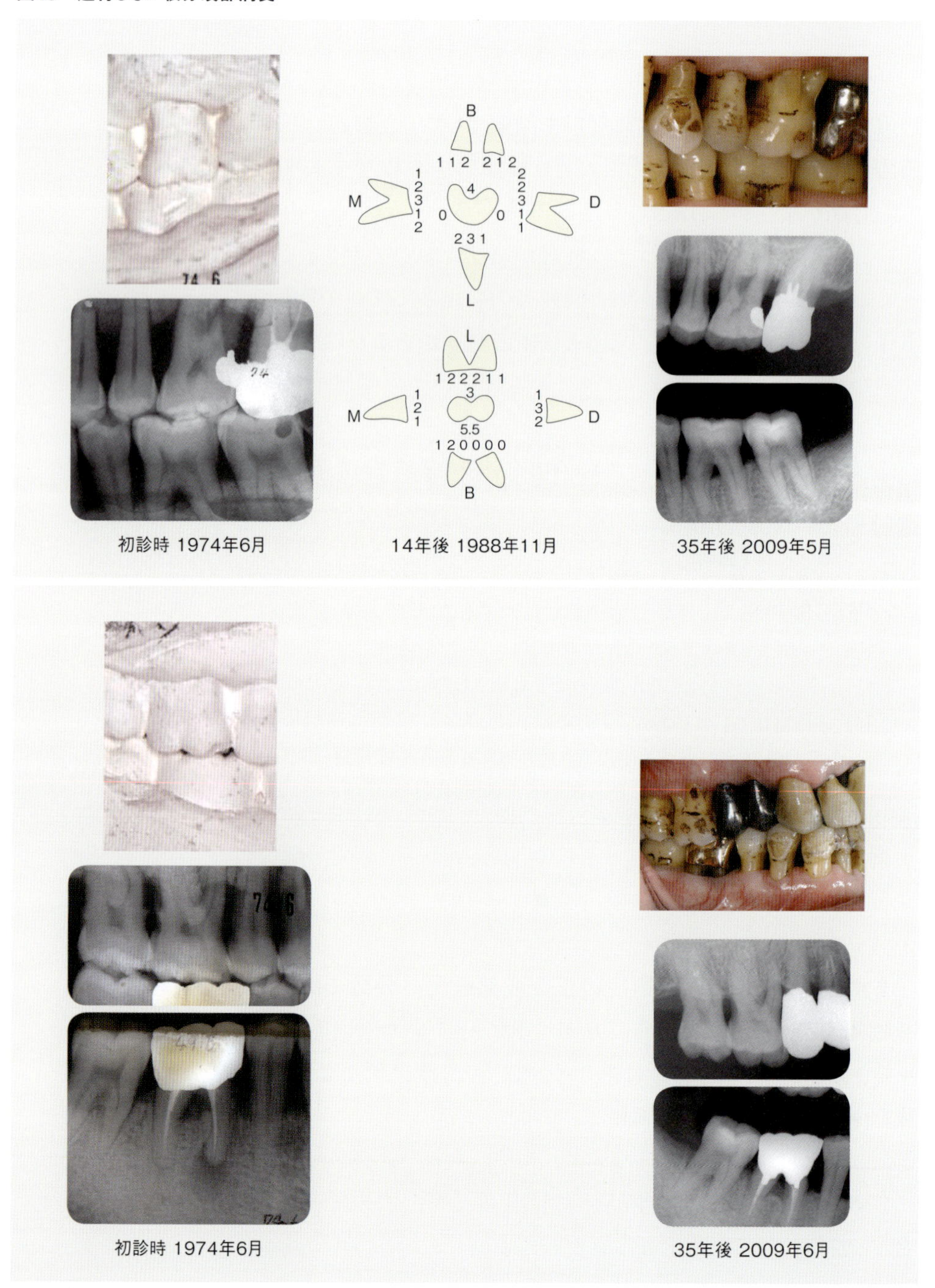

初診時 1974年6月　14年後 1988年11月　35年後 2009年5月

初診時 1974年6月　35年後 2009年6月

図49

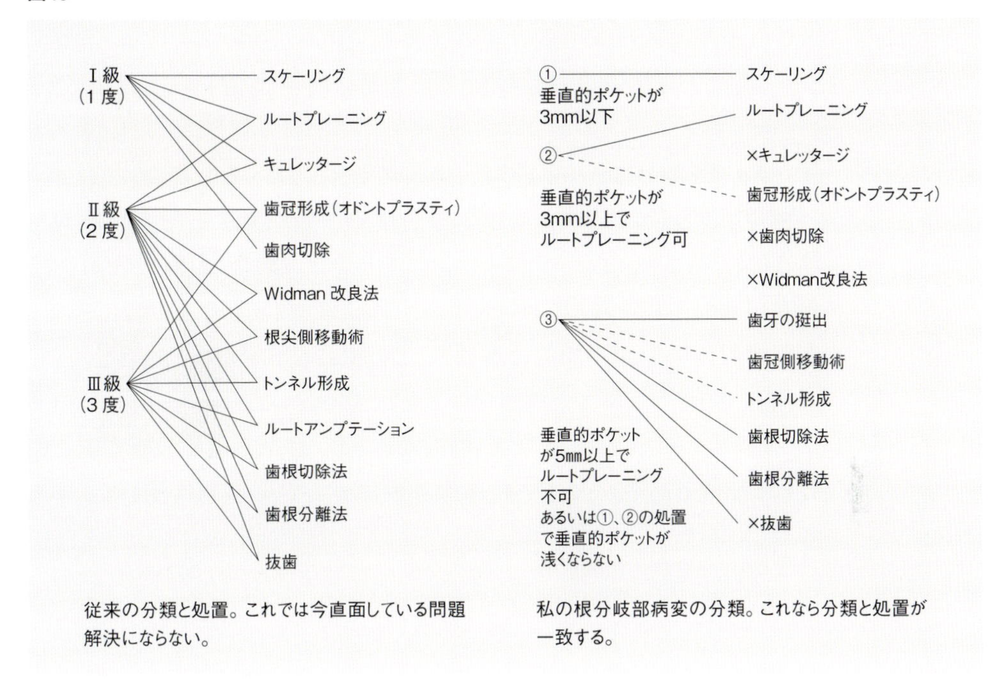

従来の分類と処置。これでは今直面している問題解決にならない。

私の根分岐部病変の分類。これなら分類と処置が一致する。

私の根分岐部病変の治療方針

根分岐部病変のある歯といえども、ルートプレーニングができれば、歯周病の進行を抑えることは可能だと思います。しかし、ルートプレーニングが難しいので、私は根分岐部病変の処置を次のように段階づけています。

①まずはルートプレーニングをする。

歯周ポケットがかなり深くても、まずは試みます。単根歯と比べると難しいし、できないところもありますが、工夫しながら行っていると、できない箇所もだんだん減ってきます。

②2回以上再評価しても歯周ポケットが浅くならない。

深い歯周ポケットが根分岐部に限局せず頬舌側や隣接にまである場合は、自然挺出を試みることがあります。

③フラップを開ければルートプレーニングできそうな場合。

この場合はフラップを開けます。しかし、骨には手をつけず、ルートプレーニングしたら歯肉の高さもできるだけ元の高さを維持するようにフラップを戻します。

④フラップを開けてもルートプレーニングできそうにもない場合。

歯周ポケットが概ね6mm以下で歯槽骨の吸収も水平的で排膿がなければ、そのままメインテナンスします。そうでない場合は、歯根分割して、保存可能な歯根を残してルートプレーニングすることも考えます。

⑤歯槽骨の吸収が平均的に進行し、どの根にも不安がある場合。

保存できそうな歯でも単根化すると非常に弱くなるので、そのままメインテナンスすることが多いです。単根化すると、将来は歯根破折などで失われる確立も高くなるので、私は保存療法の方が機能的に優れていると考えています。

歯根分割・ヘミセクション

保存療法といっても、つねに排膿している状態での放置はよくないので、そのような場合は、やむを得ず歯根を分割・ヘミセクションいたします。

そこで、ヘミセクションをどこで切断するのか、ということです。多くの文献では、分岐部の最上部で切断面にオーバーハングを残さないように切りなさいと書いてあります。しかし、私はオーバーハングを残しても、できるだけ歯冠側で切断した方が、修復物の分岐部側歯頸線に凹面ができなくてプラークコントロールもしやすいと思います（**図50**）。

根分岐部の最上部で切断して、根面の状態を見て動揺も少なくSPTできそうであれば、下顎大臼歯の場合は分割保存するケースが多いと思います。その場合、2根はほとんどMTMで離開させますが、1根の動揺が大きく垂直ポケットも深いとき、または上顎の場合は1根を抜くことがよくあります。

炎症をコントロールしても治りにくい根分岐部病変

谷口歯科医院では、根分岐部病変の処置に関しては、このように対応しているのですが、患者さんが一生懸命にブラッシングを行い炎症がコントロールできていると思っても、それでもなかなか治っていかない根分岐部病変も結構あります。なぜだろうと思い悩んでいる時、ある患者さんが来院されました。

図50

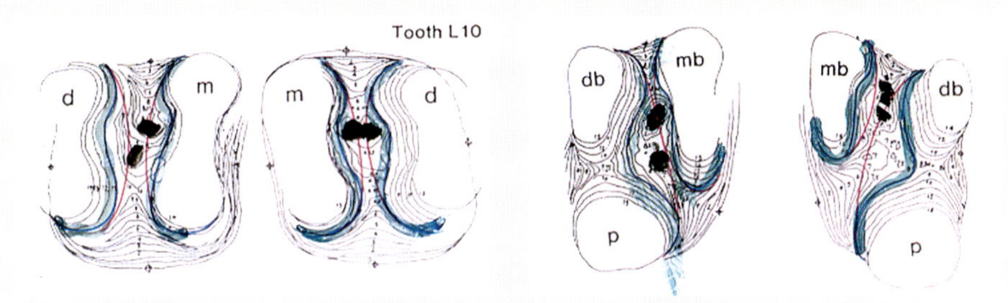

第一大臼歯の歯根の等高線を示す。分岐部から根尖に向かうにしたがって歯根は凹面が強くなる。

Svardstrom,G & Wennstrom,J.L.：Furcation topography of the maxillary and mandibular first molars.J.Clon Periodontol.,15(5)：271-275,1988.

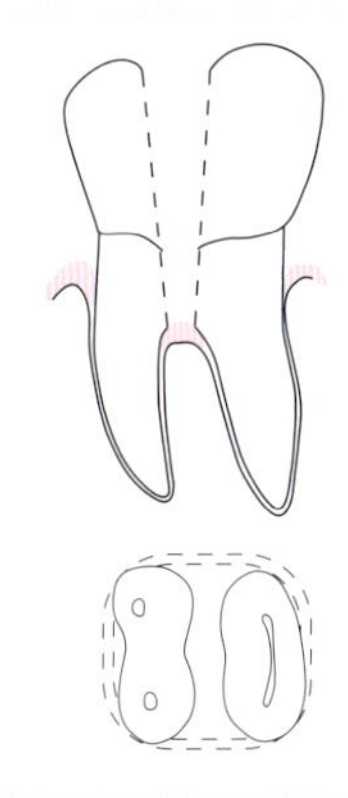

成書では分岐部の最上部にオーバーハングを残さないようにするように書かれている。そうすると、多くの場合、分岐部側の断面がくぼんでしまい、上図と同じ状態になってしまう。

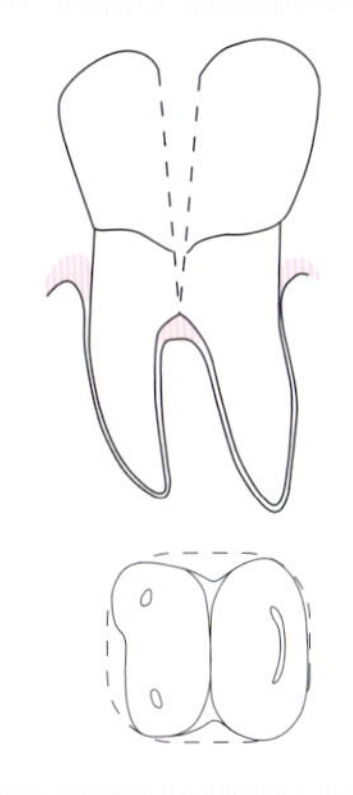

分岐部側の断面がくぼむのを避けるために、僕はオーバーハングが残っても、最後はクサビ割りするくらいに、できるだけ上部で切断するよう心がけている。

骨吸収が著しかった患者さん

（図51）

その患者さんは1984年に来院されました。

初診時の右上6番は歯周ポケットが8mm、7mmで、根分岐部病変のある患者さんでした。

この方は、私たちの指導にものすごく忠実に応えてくれる方で、定期健診にもおいでになりブラッシングはいつも満点でした。しかし、6年後にレントゲンを撮ってみたらあきらかに進行していました。

レントゲンを見ると、歯周ポケットはそこそこなのですが、あきらかに骨吸収は進行しています。初診時から6年でこれほど進行したとすれば、あと6年後にはほとんど歯槽骨がなくなってしまうではないか、と愕然としました。

そのとき、もし、患者さんから「先生、私のどこが悪かったのですか。先生方の言われる通りに定期健診にも来ていたし、ブラッシングもいつも歯科衛生士さんに褒められていた。それなのに、どうしてこんなに悪くなってしまうのですか」と言われたら私たちは何と答えられましょう。

●

ただ、90年代になったこの時代、ようやく咬合性外傷、とくにブラキシズムの歯周病に与える影響力の大きさに気づき始めた頃だったのです。それで、『もしかして』と思い患者さんにブラキシズムのお話をしたら、思い当たることがあるということでした。

今になって患者さんの口腔内を見ると、外骨症、アブフラクションがあり、フェストゥーンもある。また、歯にはあちこちにクラックが入っているので、咬合性外傷がいかに歯を痛めつけているかは一目瞭然です（**図52**）。ただ、その当時は丈夫そうな歯肉だなどと思っていたくらいで、気がつきませんでした。

そこで、もしかしたらと考えて、患者さんに「自己暗示療法」をしてもらい、当時としてはまだ開発途上だった自己流リラクゼーション型オクルーザルスプリントを入れてもらいました。

初診から6年後に悪くなったことに気づいたのですが、それから9年後の状態を見ると、ほとんど進行していない。そして、28年が過ぎたのですが、6年後の状態と変わりがないわけです。その間、この患者さんに対してやっていることの違いは、患者さんに自己暗示をしてもらいオクルーザ

図51　S 男性 傷害保険外交員 44歳 1984年11月

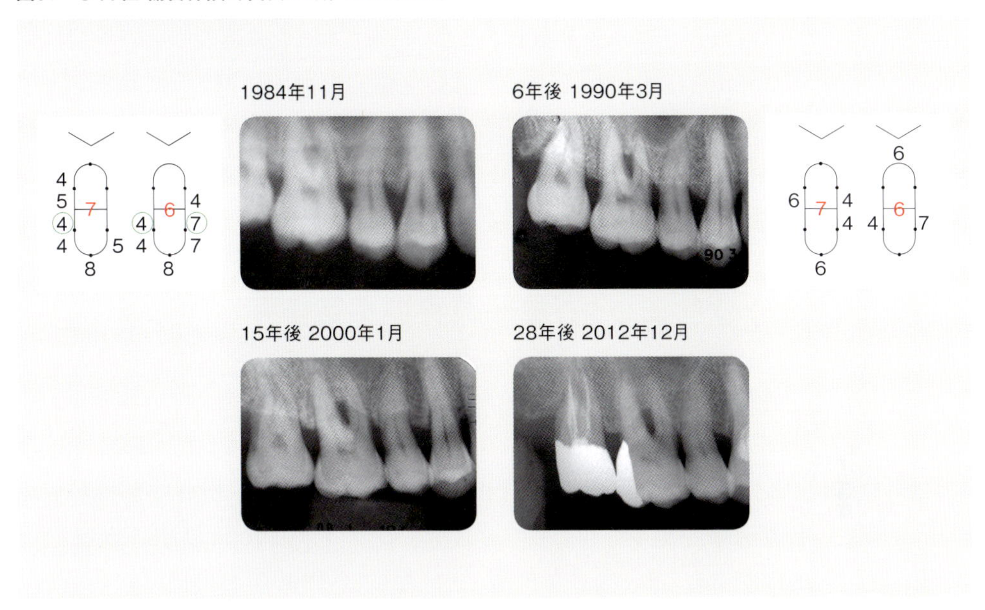

図52

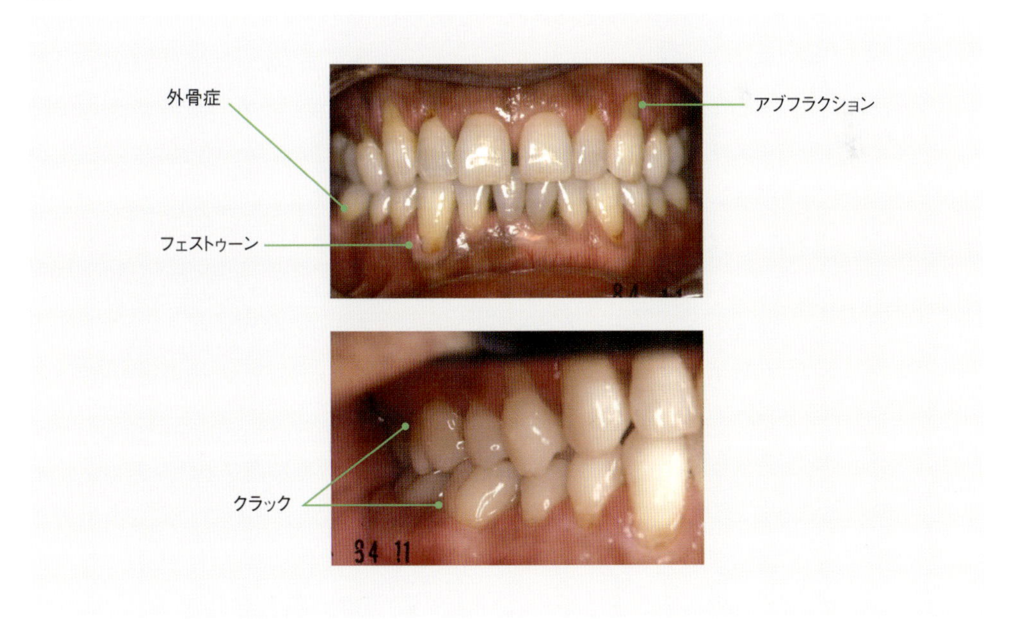

ルスプリントを入れてもらっただけなのです。

この患者さんの骨吸収は、ここまで来てたまたま進行しない時期に入ったのかもしれません。あるいは、免疫的な何かが関わっていたのかもしれません。しかし、初期段階でストップできたということは、私は咬合性外傷をコントロールしたことではないかと考えています。

根分岐部病変20年間の経過を調査

谷口歯科医院では、根分岐部病変の経過がどうなっているのか、20年間来てくれている患者さんの歯について調べてみました（**図53**）。

X線写真上で骨欠損が認められないものをⅠ型、根分岐部にわずかな透過像が認められたものをⅡ型、根分岐部に6mm以上の楔状の透過像が認められるものをⅢ型、と分類して、1999年と2015年に調査して比較しました。

1999年の調査は、1974～78年に初診で来られて1999年現在20年以上来院されている133名の577歯を調べています。20年後、Ⅰ型に分類された歯でも10％位が抜歯になってしまいました。Ⅱ型は31％、Ⅲ型になると半分以上が抜歯になっています。でも、Ⅲ型の抜歯について調べてみると、抜歯された歯のほとんどは10年間は保存されていることが分かりました。そこで、私たちはⅠ型はいいけれど、Ⅱ型を何とかもう少し保存できないだろうかということを目標にしてきました。

Ⅱ型の保存率を高めるために、まず私たちが行ったことは患者さんがブラキシズムをしているかどうかのチェックです。ブラキシズムしていそうだという患者さんには、診断用オクルーザルスプリントを使っていただいてチェックすることから始めました。

ブラキシズムについては後述しますが、患者さんがブラキシズムをやっているようなら自己暗示療法をして、それでも止められないという患者さんには治療用のオクルーザルスプリントを入れていただきました。とにかく、根分岐部病変をコントロールしていく上で、咬合性外傷・ブラキシズムのコントロールも欠かせないものだと考えてやってきました。それから15年経った2015年に再び同様の調査をしてみました。

図53　根分岐部病変20年の経過の比較

- Ｘ線写真で骨欠損が認められない→Ⅰ以下
- 根分岐部にわずかな透過像が認められた→Ⅱ
- 根分岐部に楔状の透過像が認められる→Ⅲ

1999年の調査

初診時	20年後			
	⇒Ⅱ以下	⇒Ⅲ	⇒抜歯	計
Ⅰ	346	8	41	395
%	87.6%	2.0%	10.4%	100%
Ⅱ	78	27	47	152
%	51.3%	17.8%	30.9%	100%
Ⅲ	2	12	16	30
%	6.7%	40.0%	53.3%	100%
Ⅱ＋Ⅲ	80	39	63	182
%	44.0%	21.4%	34.6%	100%
計	426	47	104	577
%	73.9%	8.2%	18.1%	100%

対象：1974年～78年初診で1999年現在20年以上来院している133名
初診時および20年後のＸ線写真上で根分岐部病変が判定できる577歯

今回2015年の調査

初診時	20年（平均21年9ヵ月）後			
	⇒Ⅱ以下	⇒Ⅲ	⇒抜歯	計
Ⅰ	202	18	21	241
%	83.8%	7.5%	8.7%	100%
Ⅱ	129	36	32	197
%	65.5%	18.3%	16.2%	100%
Ⅲ	7	28	32	67
%	10.3%	41.2%	48.5%	100%
Ⅱ＋Ⅲ	136	64	64	264
%	52.2%	23.9%	23.9%	100%
計	338	82	85	505
%	66.9%	16.2%	16.9%	100%

対象：1990年から92年に初診で2015年現在も20年以上来院している80名
初診時および20年後のＸ線写真上で根分岐部病変Ⅱ以上が一つ以上あると判定できる505歯

定期メインテナンスと
ブラキシズム・コントロールの重要性

2015年の調査では、1990～92年の初診で2015年現在20年以上来院されている方で、初診時および20年後のX線写真上で根分岐部病変のII型以上が1歯以上ある505歯について調べてみました。

II型以上を1歯でももっている患者さんのなかにはI型も入っているので、I型も調べてみると10％の抜歯が約8％になっただけで、あまり変わりませんでした。

しかし、II型は劇的に良くなり抜歯率31％が約16％に減っています。III型は抜歯率としては若干減ったくらいであまり変わりがありません。正直、これにはがっかりしましたが、III型の生存率を調べたら12年間くらいはほぼ80％は保存できている。このなかには、破折やう蝕もあるので、たとえIII型の患者さんが来られても「10年間は保存できるよ、その先はちょっと難しいかもしれないけれど」とお答えできるのではないかと確信しました。

また、定期的に来院される患者さんは58人、何かあったときしか来院されない患者さんは22人いて、その比較をしたところ、定期的に来院される患者さんの抜歯率は12.9％で、そうでない患者さんの抜歯率の半分以下という結果も得られました（**図54**）。ですから、定期的にメインテナンスされるということは非常に大事なことだということが明確に表れていると思います。

さらに、ブラキシズムのコントロールの有無についても調べてみました（**図55**）。これは、同じ患者さんでもコントロールを始める前に抜歯になっている人もいれば、コントロール中に抜歯になった人もいるので、歯単位で調べています。その結果、コントロールしているにもかかわらず抜歯になった歯は5歯でした。5歯のうち2歯はコントロールする段階からすでにホープレスの歯で、もう1歯はう蝕で抜歯になりました。

この結果により、ブラキシズムだと分かっているのだけれどもコントロールしてくれない、自己暗示療法が面倒だからと行わなかった患者さんは35歯が抜歯になっていますので、ブラキシズムをコントロールすることで劇的に保存率が上がることも分かりました。したがって、たとえ根分岐部病変があっても、定期健診をきちんと受けて、ブラキシズム対策がしっかりできていれば、もしかしたら20年間は保存できるのではないかと思います。

図54　20年間定期的に来院していたか否かと抜歯

	人数	実数	抜歯数	%
定期的	58	377	49	12.9%
非定期的	22	128	36	28.1%

定期健診に来院していた人の抜歯率はそうでない人の半分以下であった

図55　ブラキシズムコントロール

ブラキシズム（咬合性外傷）ありのうちコントロールの有無について

ブラキシズムあり：咬耗、アブフラクション、骨隆起、頬粘膜舌圧痕、問診表、自覚、他覚、診断用OSの圧痕、知覚過敏のうち複数該当する歯

コントロール下：OSを毎日使っている、自己暗示ができている、問診票の評価

		人数	歯数	抜歯数	%	%
ブラキシズムあり	コントロール下	21人	143	5	3.5%	12.5%
	非コントロール	40人	227	35	15.4%	87.5%
	計	61人	370	40		100%

コントロール中に抜歯された歯は5本（3.5%）
ブラクサーの総歯数の7%（I型と同等）

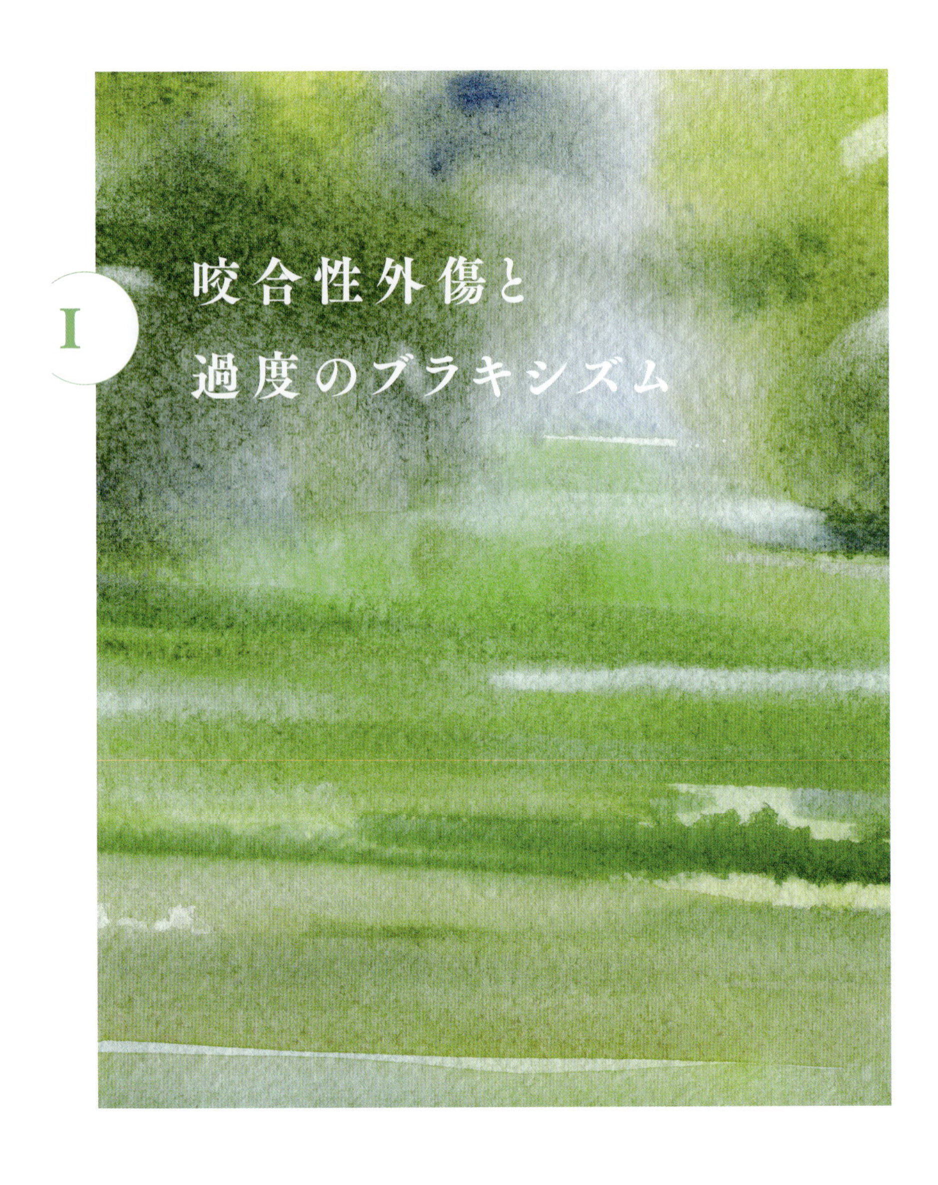

I 咬合性外傷と過度のブラキシズム

炎症と力のコントロールは治療の両輪

私は咬合性外傷と歯周病は非常に深い関係にあると思っています。しかし、歯周病学者の間でも咬合性外傷を軽くみる傾向があるように感じます。

多くの文献にも「たとえ咬合性外傷が存在しても、適切な処置を行うことにより歯周組織破壊の進行は阻止できる」と書いてあります。適切な処置というのは、炎症をコントロールするということですが、本当に進行を阻止できるのでしょうか。咬合性外傷により限りなく力を加えていったら、最後には歯槽骨が吸収されて歯は倒れると思います。それでも、歯周組織の破壊はないというのは、どういうことなのでしょうか。

しかし、歯周病になれば歯は挺出したり、孤立歯は傾斜したりして、咬合は変化します。そのような歯は当然ながら咬合性外傷を受けます。さらに、咬合が変化することによりブラキシズムが引き起こされ、それが外傷力となり歯周病をもっと悪化させるというサイクルもあると思います(**図56**)。

ブラキシズムのなかでも、とくに寝ている時の歯ぎしりが外傷の一番大きな要素だと思っています。

したがって、私にとって根分岐部病変では「炎症のコントロール」と「力のコントロール」は、欠かせない治療の両輪だと考えています。

図56

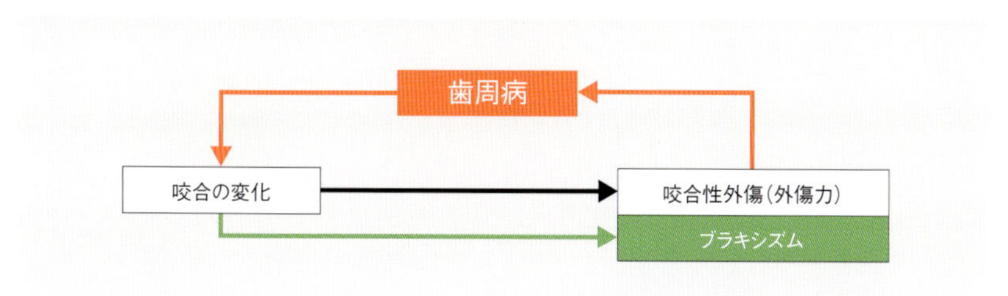

外傷力とは非機能時の力、すなわちブラキシズムです。根分岐部病変と咬合性外傷は密接な関係にあるのではないかと思っています。咬合性外傷とういうと咬合様式のことが強調されますが、私は咬合様式よりも、そこに加わる外傷力の影響のほうがずっと大きいように思います。

根分岐部病変の原因に過度のブラキシズムがある

ブラキシズムは、誰もが行う癖のようなものと思っています。例えば、おねしょなども無意識のうちにしてしまいます。歯ぎしりは、疲れたりストレスがあると強くなるので、ストレスが原因だと言われる方もありますが、必ずしもそうではありません。

これまで、私は何とか歯ぎしりを見つけられないかと思い、寝ている時に付けられる筋電計をいくつも作りました。それを用いて私自身で計測したのですが、自分が一番歯ぎしりするときは、好きな山歩きから帰ってきたまったくストレスのない夜、それから、楽しいお酒を飲んだ夜が一番多い、ということが分かりました。つまり、ストレスなどではなく、どちらかと言うと肉体的・精神的に疲れてコントロールのつかなくなったときにやるのだと思います。

だけれども、どんな癖でも体に障害や社会に影響を及ぼすようになれば、医療の対象となります。ブラキシズムも、これが原因で歯を壊したり顎関節に障害が出てくれば医療の対象として考えなければいけません。だから、ブラキシズム全般ではなく、「過度の」「障害性の」「病的な」という名称が付くブラキシズムについて医療として対応するべきです。ここでいう「ブラキシズム」とは、そのようなブラキシズムのことです。

歯ぎしりで歯茎がしみる患者さん（図57）

私が「過度のブラキシズム」に注目した頃、ある患者さんが来院されました。

主訴は「歯茎がしみる」ということでした。たしかに右下6、7番にはう蝕があるけれど、私は「これは歯ぎしり」だよと言ったら、すごく嫌な顔をされて「私は歯ぎしりなんてしていません」と言うのです。歯ぎしり＝ストレス＝家庭の不和、みたいに患者さんは感じられたのでしょう。まずいことを言ったなと思い、それからは「歯ぎしり」という言葉をうっかり出さないように気をつけています。

でも、この患者さんが次回来られた時に「先生、私はずっと食いしばっていました。やっぱり歯ぎしりしていたのですね」と言って、私たちの自己暗示療法を受け入れてくれました。そしたら、すぐに治ってしまったのです。

●

初診時のＸ線写真と治った時のＸ線写真を比較すると、近心と根分岐部の歯根膜腔の拡大が明らかに少なくなっています。歯根膜の拡大が、初診時よりももっとひどくなると根分岐部病変になっていたと思います。ですから、歯ぎしり、ブラキシズムを早期に気づいて治すことで、根分岐部病変にならない可能性もある。逆に言えば、根分岐部病変の原因に「過度のブラキシズム」が関係しているかもしれないということだと思います。

図57

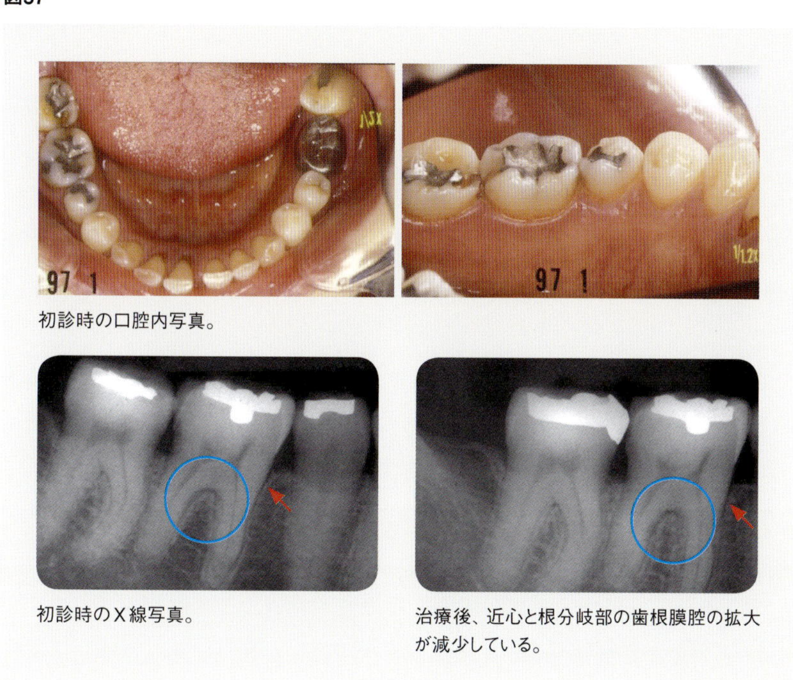

初診時の口腔内写真。

初診時のＸ線写真。

治療後、近心と根分岐部の歯根膜腔の拡大が減少している。

過度のブラキシズムは全身に影響する

過度のブラキシズムを放置しておくと、ときには次のような問題が発症します。

1. 歯への障害	歯の摩耗、歯の破折、歯がしみる、噛むと痛い 等
2. 歯周組織への障害	歯肉炎、歯周炎
3. 顎関節への障害	顎関節痛、開口障害、カックン音
4. 全身への障害	顔面痛、頭痛、肩凝り、腕のしびれ、腰痛
5. その他	舌痛症、むちうち症、倦怠感

私はブラキシズムのコントロールをするとき、患者さんに質問表でチェックしていただきます（**図58**）。通常はどのような苦痛があるのか、コントロールしていくうちにどうなったのか2回、3回と継続的にチェックしています。そのなかで改善できた症状を集めたら50項目になり、それを1から5に分類したのが上記の障害です。

これらの症状のすべてが「過度のブラキシズム」からくるわけではありませんが、少なくとも歯や歯周組織には弊害となるので、無用な癖は治しておくに越したことはありません。

過度のブラキシズムを知る

ブラキシズムを客観的に計測できる方法があれば、患者さんに説得力もあるし、それに越したことはないと思います。しかし、現在のところはありません。私は次のようにして見つけています。私のブラキシズム診断法です。

1. 観察

ブラキシズムに限らず、臨床診断で最も大切なことは観察です。

①まず、顔面を観察します。左右の非対称は咬筋の肥大を表し、ブラキサーによくみられる特徴です。また、咀嚼筋を触診し、肥厚または凝りをみます。患者さんに問診し気持ちよいとか痛いとかの反応を聞きます。

②口腔内では、骨隆起、外骨症、頬粘膜に着いた歯の圧痕、吸舌癖による舌の圧痕は重要です。歯肉の選択的退縮や歯肉クレフト等も歯の歯頸部の歯質の崩落（アブフラクション）と共にDCS（Dental Compression Syndrome）の症状と考えられて、その代表的なものが睡眠時ブラキ

シズムです。

③歯では当然摩耗（咬耗）ですが、エナメル質に限局したクラック、歯の動揺、知覚過敏あるいはX線写真上の楔状欠損も参考になります。また、診査をしていて陥りやすいのは、現れている所見が現在を反映していると思いがちなことであります。咬耗、歯頸部の楔状欠損、X線写真の所見等はその人の過去の累積、あるいは、過去の一時期のブラキシズムによる結果を今に引きずっているだけかもしれません。現在もブラキシズムしているとは限らないのです。

ただし、咬合面のShiny Spot（鎧のように光っている部分）は、現在もブラキシズムをしている証拠だという説もあるようですので参考にしています。

2. 問診

当院では過度のブラキシズムを知るもう一つの方法として、ブラキシズムをコントロールすることで改善した症状を集めて作った問診票を使っています。この問診票は術前にブラキシズムを知るだけでなく、来院ごとにつけてもらってブラキシズムの改善程度を知るためにも有効だと思って必ず記入してもらっています。

3. 診断用オクルーザルスプリント

ブラキシズムの診断には札幌市で開業している池田雅彦先生がシステム化した方法をモディファイしたスプリントを使っています。上顎の模型にヒートアダプターでアクリルレジン板を加熱圧接して、頬側は最大豊隆部、舌側は歯頸部で切り取ってベースを作ります。

口腔内でベースの咬合面は下顎の全歯が顆頭安定位で均等に接触するように、しかも、第二大臼歯部でベースに穴が開くくらい薄く調整します。また、あらゆる方向の運動がスムーズにできるようになめらかに削ります。それから、左右の臼歯部の咬合面にファセットレジン（ジーシー）を薄く筆積み法で添加し、第一大臼歯で概ね1.0mmの厚さになるように調整する。咬合面に付属品のファセットレジンマーカーを塗って2週間使

図58　ブラキシズムコントロールの質問票

ご　質　問

現在の状態を書いてください

氏名＿＿＿＿＿＿＿＿＿＿

症状なし　0

やや目立つ　1・・・それほど強くなく，時々（月に１～２回程度）みられる程度

目立つ　2・・・かなり強いか，よく（週に１～３回程度）みられる

極めて目立つ　3・・・非常に激しいか，常に（または毎日）みられる

		初回		2回	3回	4回	5回	6回	
	２０　　年	/		/	/	/	/	/	/
1	顎関節が痛い（右）								
2	（左）								
3	顎関節が鳴る（右）								
4	（左）								
5	口が開きにくい								
6	頭痛　（右）								
7	（左）								
8	（前）								
9	（後）								
10	肩こり　（右）								
11	（左）								
12	首筋のこり　（右）								
13	（左）								
14	背中の痛み　（左）								
15	（右）								
16	胸の痛み								
17	目が疲れる　（右）								
18	（ﾋﾟｸﾋﾟｸする）（左）								
19	飛蚊（目を閉じてﾁｶﾁｶ）								
20	まぶしい								
21	めまいがする								
22	耳鳴りがする（右）								
23	（左）								
24	聞こえにくい（右）								
25	（左）								
26	音に敏感である								
27	のどがつまる								
28	吐き気								
29	口が渇く								
30	手がしびれる（右）								
31	（左）								
32	腰の痛み　（右）								
33	（左）								

改善の程度を知るためにも有効

		初回		2回	3回	4回	5回	6回	
34	足の付け根が痛い（右）								
35	（外もも）（左）								
36	膝が痛い（右）								
37	（左）								
38	集中できない								
39	何となく不安である								
40	ストレスがある								
41	気力がでない								
42	よく眠れない								
43	夢が多い								
44	寝起きが悪い								
45	便秘症である								
46	起床時に歯や顎が痛い								
47	歯がしみる								
48	日中のかみしめに気づく								
49	歯ぎしりすると言われたことがある								
50	夜中に歯ぎしりや食いしばっているのに気づく								
以下は２回目から［○×］で記入してください									
51	日中かみしめに気をつけたか								
52	睡眠時の自己暗示はできているか								
以上です．ありがとうございました．									
	最大開口量（mm）								
	偏　位（方向　mm）								
	舌・頬粘膜圧痕								
	顎関節圧痛（右）								
	（左）								
	側頭筋（右）								
	（左）								
	咬　筋（右）								
	（左）								
	頬鎖乳突筋頚部（右）								
	（左）								
	頬鎖乳突筋胸骨部（右）								
	（左）								
	僧帽筋（右）								
	（左）								
	（右）								
	（左）								

用してもらいます。その後、インクの剥げぐあいとレジンの削れ方を観察してブラキシズムの程度を判断をします。

診断用オクルーザルスプリントは、それを入れただけでブラキシズムが無くなってしまう患者さんもあるだろうから、100%正確な診断法ではないかもしれませんが、現在のところ最も簡便で、最も説得力のある診断法であります。

オクルーザルスプリントを使うとき

多くの人は、自分は歯ぎしりなんかしていないと思っています。そんな時は、前述の診断用オクルーザルスプリントを使ってもらって自覚してもらいます。最初は必ず2週間以上使ってもらいます。2週間以内だとオクルーザルスプリントを入れただけで睡眠時ブラキシズムが止まってしまう人があるからです。その時に来院させると睡眠時ブラキシズムを検出するはずの装置が逆の効果になってしまうからです。やがて、オクルーザルスプリントに慣れてくると再開するので2週間以上なのです。

睡眠時ブラキシズムを自認してもらったら自己暗示の話をします。2週間おきの来院ごとにオクルーザルスプリントの咬合面をチェックします。自己暗示が定着してくると、オクルーザルスプリントに着いた圧痕が徐々に浅く小さくなります。

ブラキシズム・コントロールの基本「自己暗示療法」

それでは、実際に「過度のブラキシズム」をどのようにコントロールしていくのか。私の治療で基本となるのが「自己暗示療法」です。

最初に、日中の噛み締めに気づいてもらい安静位をとるようにしてもらいます。そして、睡眠時に自己暗示をしてもらいます。この2つが私のブラキシズム対処法です。

補足的な方法としてオクルーザルスプリントも段階的に使いますが、『病気は医師が治すものではなく患者さんが治すもの』というのを私はコンセプトにしていますので、ブラキシズムに対しても、できれば患者さんに気づいていただき治してもらいたいと考えています。そのために、

①日中の気づきから始める。

家事や仕事に夢中になっているとき、ふと気づくと強く噛み締めていたり、舌を吸いつけていることがあります。そんな時には、肩を上下させ、首から上の力を抜いて、頬の力も抜いて、歯を噛み合わせないようにしていただきます。

前東京医科歯科大学准教授の木野孔司先生が提唱しているTCH（Tooth Contacting Habit）の是正と同じことだと思います。この位置を下顎安静位といいますが、その位置が分からなくなったら、思いきり噛み締めてから一気に力を抜くと上下の歯が少し離れます。その位置です。

ただ、なかなか気づきにくいので、主婦ならキッチンや日常行動でよく目にするところにシールとかで目印をして、それを見たら思い出すようにしていただきます。仕事をしている方なら、日常使うペンやキーボード、車のハンドルでもいいので、つねに目の付くところに目印を貼って、噛み締めに気づいてもらい安静位を保つ。これを100％できるようにしていただきます。なぜ、100％かというと、それは癖なので意識をインプットさせる意味で100％というお話をします。

②寝るときに自己暗示をしてもらう。

眠っている時のことなど、コントロールできないと思っている人が多くいます。しかし、「明朝4時に起きなければいけない」と思って寝ると、不思議とその時刻に目が覚めるということは多くの人が経験しています。これも自己暗示のひとつです。

患者さんには寝る前に一度思いきり噛み締めた後に、顎の力をフッと抜いてリラックスして自分に「寝てる間は噛み締めない」と強く言い聞かせて就寝するように指導します。その時に「リラックス、リラックス」とか「噛ん

ではいけない、歯を合わせない」と、言葉に出して言い聞かせるのも効果的です。

その他にも、枕は低めにするとかお話するのですが、自己暗示はその気にさえなれば不思議とできるものなので、先生方や歯科衛生士のみなさんもご自分で試してみてください。詳細は最後の付録にまとめました。

しかし、「自己暗示療法」ができるか否かは、その人のやる気の大きさにかかっています。患者さんのなかには、歯ぎしりしてもいいと思っている人もいます。そのような方には効果がありません。真剣に必死になって治そうという人ほど成功します。

診断用と治療用のオクルーザルスプリント

ただ、なかにはどうしても自己暗示ができない患者さんもいます。そのような方には治療用オクルーザルスプリントを装着してもらいます。

私のつくるオクルーザルスプリントは、大きく3種類にわけられます。ひとつは、自己暗示ができているか確認するための前述の「診断用オクルーザルスプリント」です（**図59**）。この装置を患者さんとともに観察しながら、自己暗示を定着させる道具として使います。自己暗示が定着してくると、ブラキシズムによる圧痕が減ってきて、ほとんど付かなくなれば定着したと判断して外してもらいます。

自己暗示がうまくできないという人には「治療用オクルーザルスプリント」を装着してもらうことがあります（**図60**）。これは上顎型で、下顎左右どちらかの中切歯のみが中心位で当たるインサイザルテーブルを設け、臼歯はまったく咬合しないオクルーザルスプリントです。要するに、ブラキシズムは臼歯部歯根膜咀嚼筋反射だと思っていますので、少なくともそれは遮断できます。

また、治療用オクルーザルスプリントは咬合を挙上することで顎関節をリラックスでき、強い力が及ぶのを回避できます。壁があるので口腔乾燥もある程度防止できるし、インサイザルテーブルなので筋肉位を得やすい

図59　診断用オクルーザルスプリント

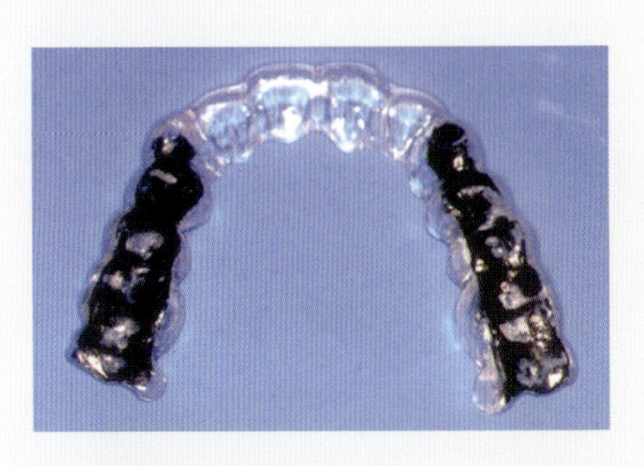

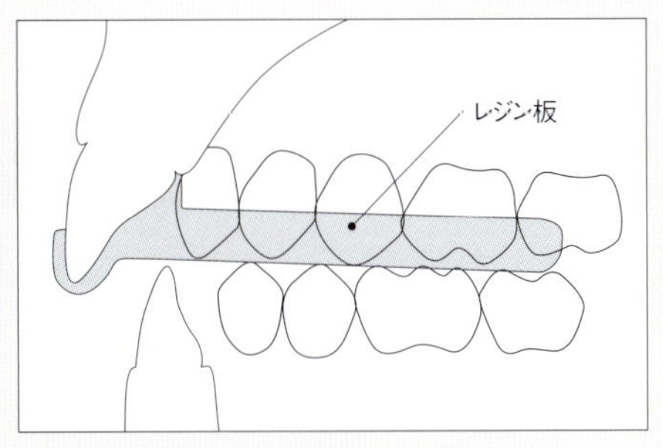

臼歯が運動時もすべて接触する。

図60　治療用オクルーザルスプリント

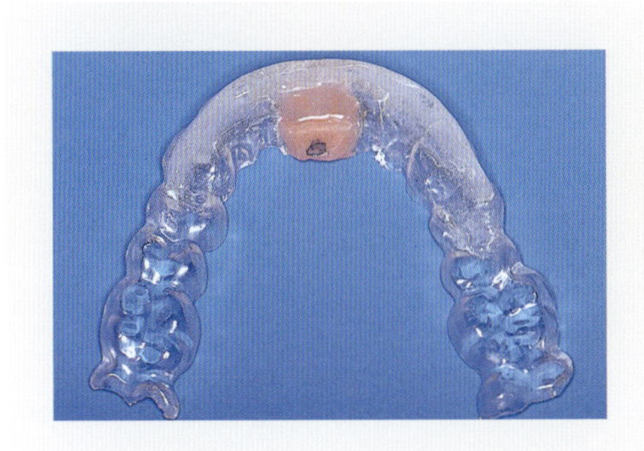

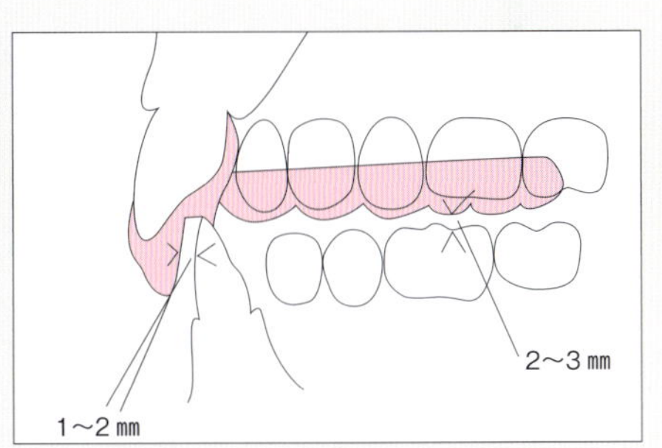

下顎前歯がインサイザルテーブルをわずかに滑走する。

という特長もあります。さらに、歯周病に罹患している歯には、自然挺出も妨げないと思います。このような装置を使っていただき、患者さんの症状が取れたり、自己暗示ができるようになった段階で、治療を終了します。

その後は、インサイザルテーブルを除去して、前歯部の壁も少し傾斜をつけてミューチュアリープロテクテッドオクルージョンのような形にして、メインテナンス用に使っていただくこともあります（**図61**）。

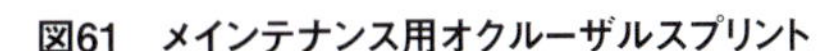

図61　メインテナンス用オクルーザルスプリント

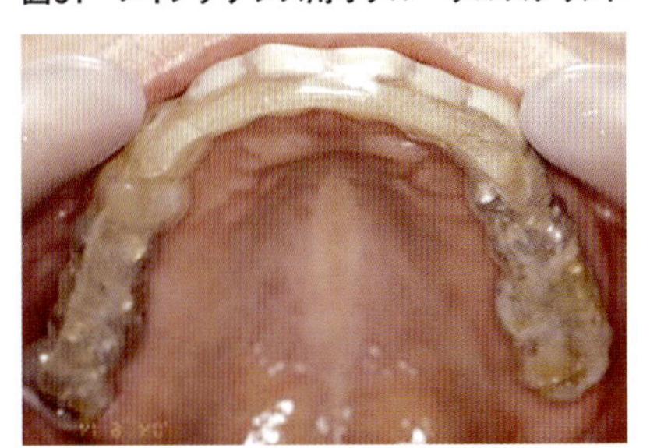

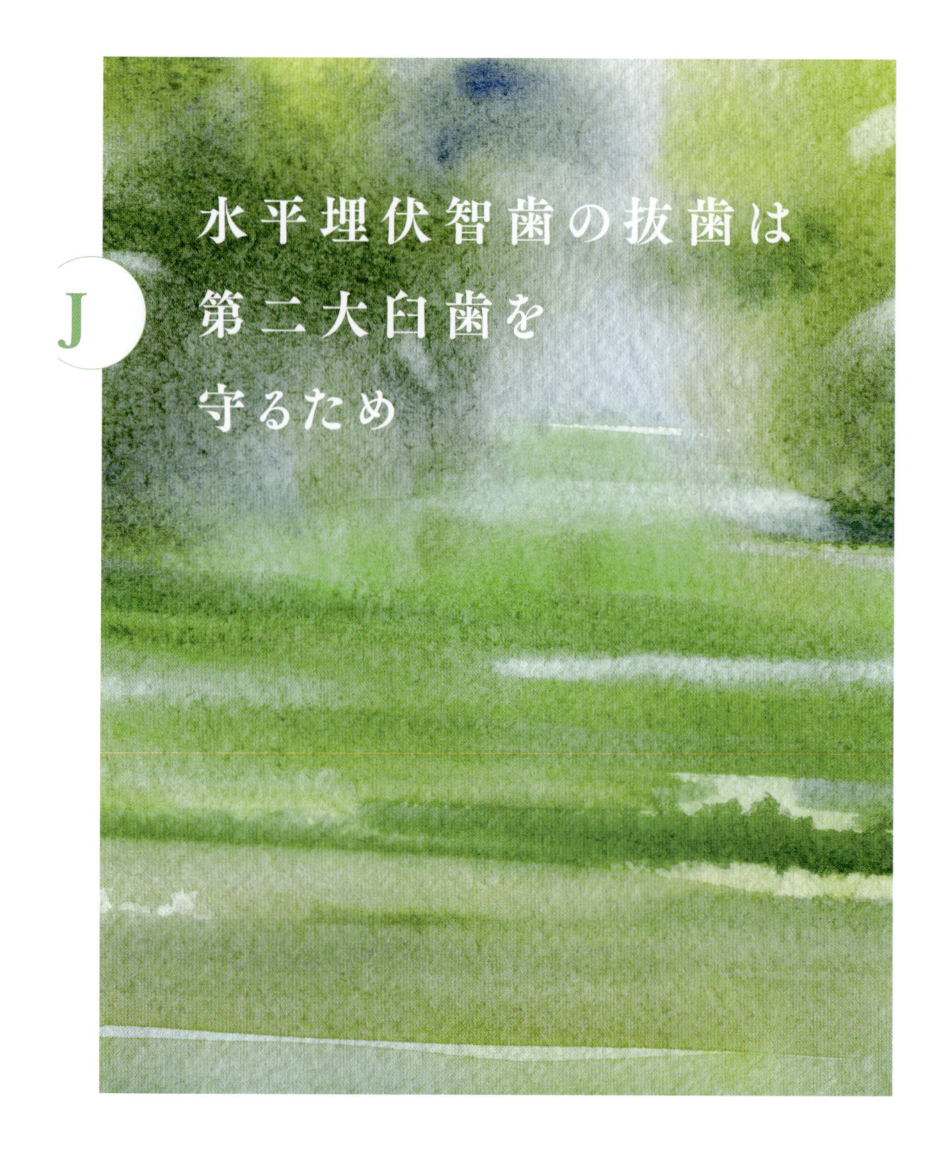

J 水平埋伏智歯の抜歯は第二大臼歯を守るため

第二大臼歯の寿命が短いのは智歯との関係

歯周治療に取り組まれている先生方にはぜひ第三大臼歯と第二大臼歯の関わりに関心を持っていただきたいと思い最後に本項を設けました。

厚生労働省の歯科疾患実態調査によると、もっとも寿命が短い歯は下顎の第二大臼歯です。臨床で患者さんに向き合っている先生方や歯科衛生士の皆さんも、このことは日々実感されていると思います。では、なぜ第二大臼歯の寿命がもっとも短いのか？　私は第三大臼歯・智歯との関係もあるのではないかと考えています。

なかでも、下顎の智歯は歯列上の正しい位置に萌出することは少なく、その多くは埋伏智歯です。埋伏智歯は、歯列に影響する、う蝕や歯周病になりやすい、口臭の原因になる、炎症を起すと疼痛や膨脹がひどいなどの理由から、発見したら早めに抜くことが一般的です。

私も若い時には「この歯は百害あって一利無しだから痛くなる前に抜きましょう」と患者さんを説得してせっせと抜いていました。

ただ、最近は歯科の専門領域が分化してきて、智歯の抜歯は口腔外科に依頼する先生方も多くなっています。それだけに、無事に抜歯できればそれでよしということで、抜きっぱなしにする状態が進んでいるように思われます。はたして、これでよいのでしょうか。

●

かつて、メインテナンス中の患者さんが下顎第二大臼歯の遠心に膿瘍を作って来られたことがありました。遠心には8mmのポケットがあり根面はざらざらでした。

実は、この患者さんは数年前に智歯を私が抜歯して、抜歯後は第二大臼歯の遠心は何もせずに放置していました。その後、第二大臼歯はブリッジの支台歯となりX線写真を撮ってはいたのですが、とくに下顎第二大臼歯の遠心を気にはしていませんでした。

しかし、患者さんが違和感を訴えて来られたので、はじめてそこに目がゆきルートプレーニングしたことがあります。遠心の歯肉は硬く、深い3壁性の骨欠損を作り、ルートプレーニングしようにもインスツルメントがうまく入らない状態でした。その後も8mmの状態が改善しないので、ついにフラップを開けてルートプレーニングをして、骨形成も少し行い、歯肉も薄くしてフラップを戻し、その上に即時重合レジンで作ったシーネをあてがいました。

しかし、汚染した根面を長いこと放置していた影響は大きく、その後もプロービング値は6mm以下にはなりませんでした。

この頃から、智歯抜歯後の第二大臼歯遠心の処置をもう少しきちんと行っていたら、こんな苦労をせずにすんだのではないかと思うようになり、智歯の抜歯には『抜くことよりも第二大臼歯を守ることが目的』だと考えるようになったのです。

抜歯のタイミングと埋伏智歯と第二大臼歯遠心根面の様相

それでは、智歯を抜歯するためには何を注意しなければいけないのか。また、抜く時期は、どのタイミングが良いのかということです。智歯はまれに正常な位置に萌出することもありますが、その多くは半埋伏や水平埋伏となり第二大臼歯に悪影響を及ぼしてくると考えています。

長年、患者さんを診てくると、10歳代前半の若いときには垂直方向に向いていた智歯が、年齢を重ねるとともに水平になってしまうということは数多く経験しています。それならば、智歯を見つけしだい抜歯すれば問題も少なくてすむのではないかと思うのですが、正直なところ、そこまでは割り切れない思いもあるのです。智歯といえども生体ですから、差し迫った必要がないかぎりむやみに侵襲していいのだろうか、と考えてしまうのです。

したがって、私が智歯を抜く時期の目安としては、このまま放置すると悪影響を及ぼすであろうという状況を見つけた時点のなるべく早い時期、と考えています。具体的には、

①智歯が水平位で完全埋伏していて、第二大臼歯の遠心根にそってプ

ローブを入れると智歯の歯冠に触れる場合。

②第二大臼歯遠心に5mm以上のプロービング値がある場合。

③智歯が半埋伏で第二大臼歯に接触していて、かつそのままでは萌出しそうもない場合。

これらは基本的に水平埋伏智歯になるのですが、抜歯を行う場合には、第二大臼歯遠心根面との様相も考えておかなければいけません。その様相を私なりに分類してみると（**図62〜65**）、

Type1　第二大臼歯遠心根面に歯槽骨がある場合。

Type2　第二大臼歯遠心根面に歯槽骨はないが、歯根膜様組織に覆われている場合。

Type3　第二大臼歯遠心根面に歯周ポケットがあり、ポケット上皮と智歯の歯胚の縮合上皮のような上皮様組織がある場合。

Type4　第二大臼歯遠心根面の歯槽骨が欠如して、歯根面が汚染されている場合。

があると思われます。また、実際にはType2とType3は混在していると思います。

図62

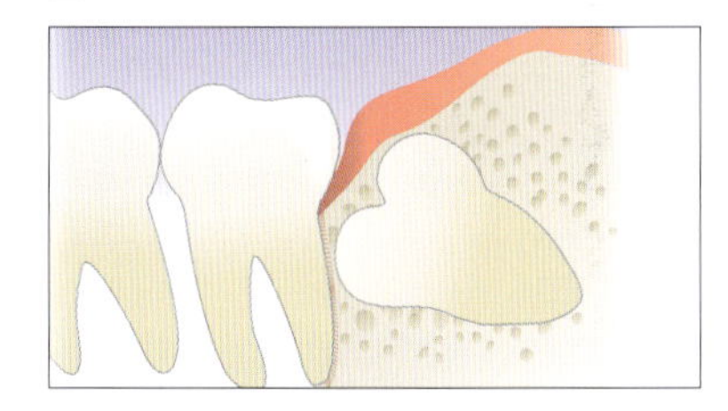

Type1

図63

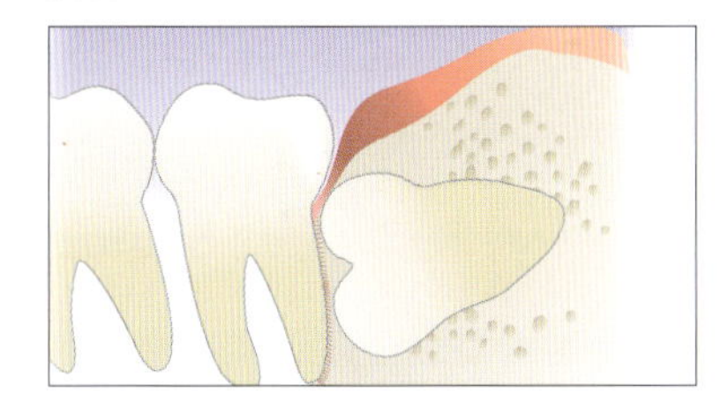

Type2

図64

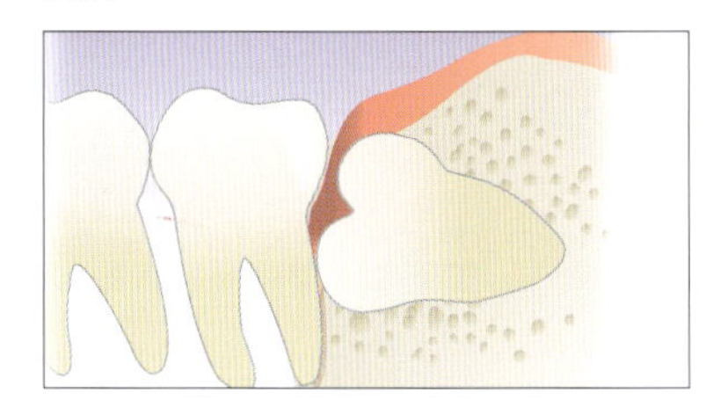

Type3

図65

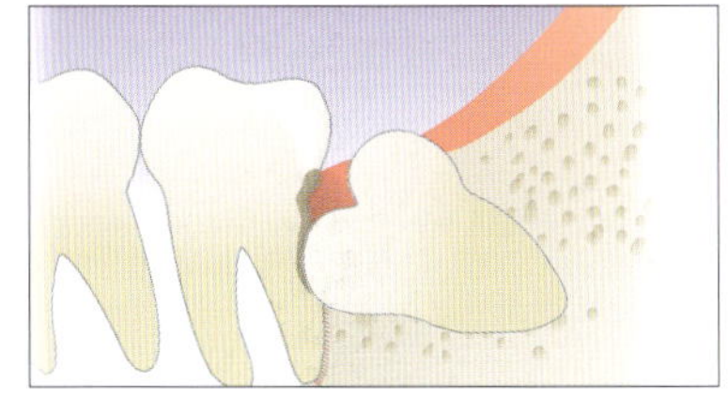

Type4

第二大臼歯遠心の結合組織は聖域

第二大臼歯遠心根面と埋伏智歯との関係で、Type1の歯槽骨がある場合はとくに問題もなく、抜いてそのままでも大丈夫です。

Type2(**図66**)の歯槽骨はないが歯根膜様組織に覆われている場合は、結合組織は絶対に触ってはいけません。しかし、上皮様組織が入り込みそのまま残ってしまうこともあります。そうすると長い上皮性付着で残ってしまうことも心配なので、上皮はきれいに除去するが、結合組織は聖域と考えて絶対に触らないようにしています。

●

かつて、下顎第二大臼歯遠心根面の不良肉芽を除去して失敗したことがあります。智歯を抜歯したあとに第二大臼歯遠心に残っていた歯肉(当時は不良肉芽とよんでた)をきれいに除去して、露出した根面を徹底的にルートプレーニングしました。

これで万全と思っていたのですが、結果的に第二大臼歯遠心根面は露出し、根面にそって角化上皮が入り込み、しかも、そのまま頬粘膜につながってしまったのです。そして、抜歯後の第二大臼歯遠心は舌側にのみ骨壁が残る大きな1~2壁性の骨欠損となってしまったのです。

いま考えると、不良肉芽と思っていたものは、大切な歯周靭帯か歯肉線維のもとだったのではないかと思います。

それ以来、第二大臼歯遠心に少しでも歯肉や周囲組織が残っていたら、それには手をつけず、汚染されている部分のみを徹底的にルートプレーニングするようにしています。

萌出誘導で結合組織を作ってからの抜歯方法

第二大臼歯遠心根面に歯周ポケットがあり、ポケット上皮と智歯の歯胚の縮合上皮のような上皮様組織があるType3（**図67**）のような場合は、上皮組織はきれいに取り除きますが、汚染されていない根面の結合組織は聖域として触りません。

図66 Type2の例

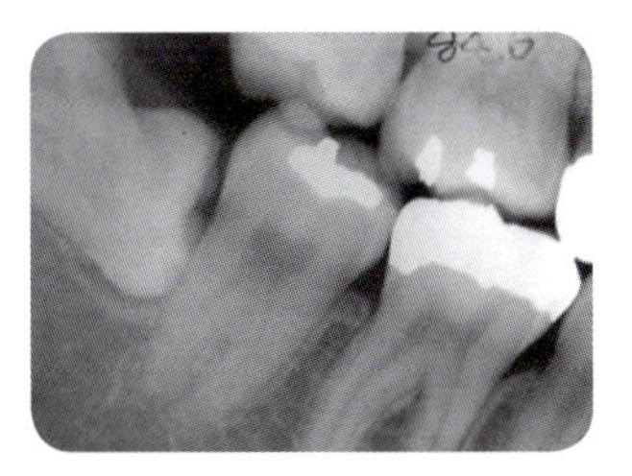

1984年6月　抜歯後、結合組織に触れず、汚染根面のみをSRPした。

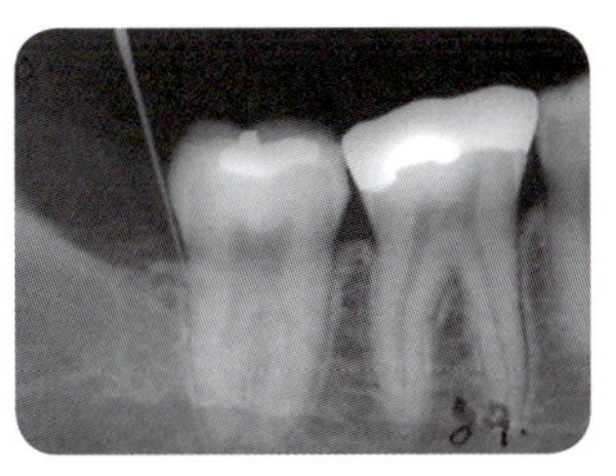

1989年6月　φ300μmシルバーポイントも歯槽骨頂で止まる。

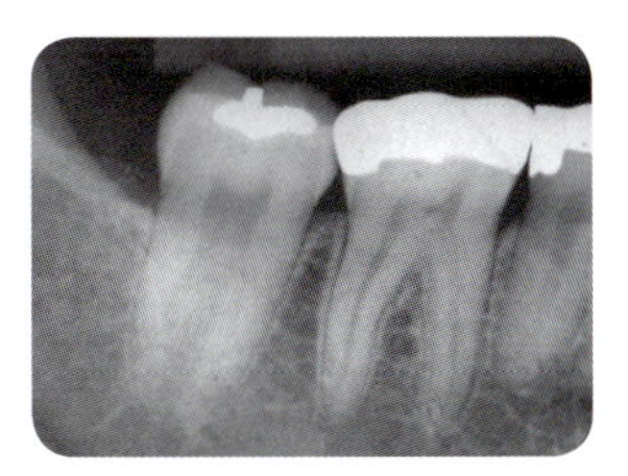

1993年6月　強固な歯槽骨に覆われている。歯周ポケットは3mm。

図67 Type3の例

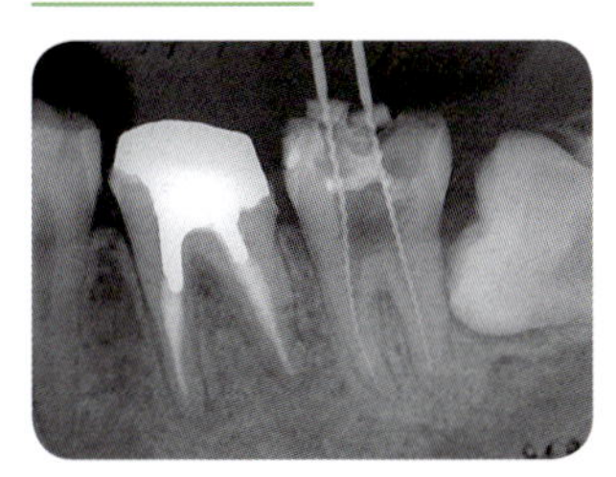

1984年7月　上皮は第二大臼歯遠心根面に深く陥入している。

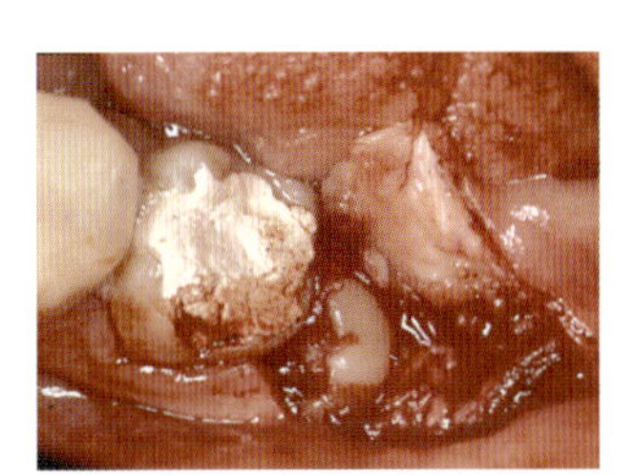

1984年10月　フラップを開けたところ。

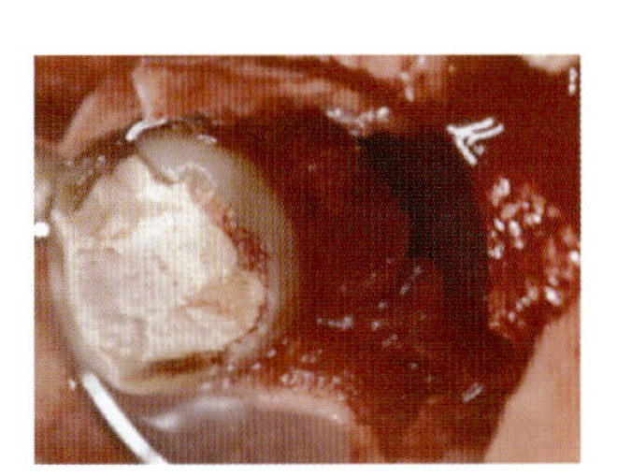

抜歯窩、第二大臼歯遠心根面には上皮様組織がみえる。

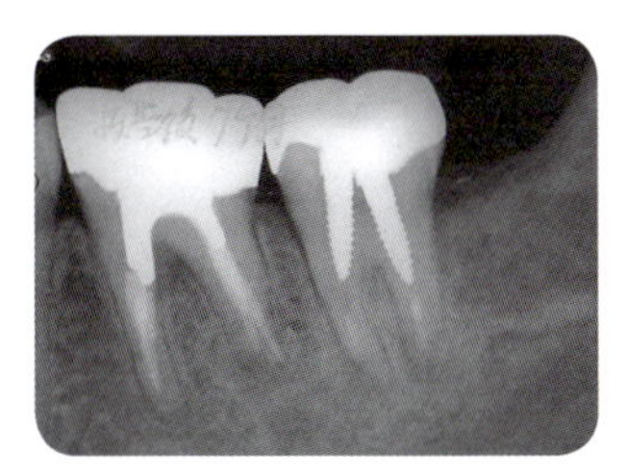

1985年5月　上皮を取り除き汚染されているところをSRPした。

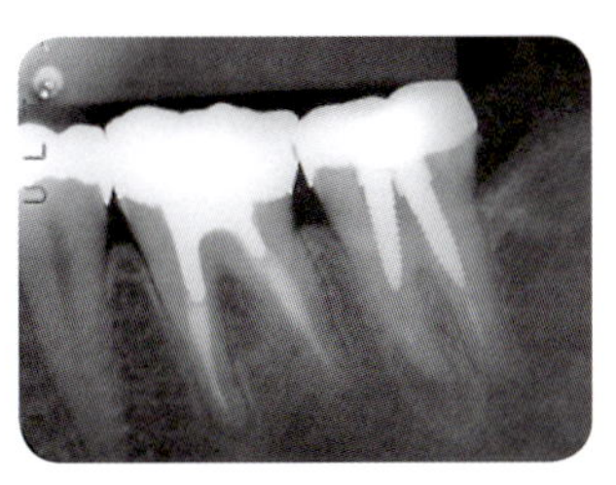

1994年3月　何とか事なきを得た。プロービング値3mm。

また、歯槽骨が欠如し歯根面が汚染されているType4の場合（**図68**）は、最初から根尖付近まで汚染されているので、いろいろなことを行ってもなかなか治らないのですが、何とか保たせたいので汚染根面を徹底的にルートプレーニングして、場合によっては骨再生療法も考えます。

このように多くの智歯は、水平埋伏となり問題を起こすわけです。

それならば、萌出誘導（MTM）して第二大臼歯遠心に健全な歯周組織を作ってから抜歯してはどうか、とある日考えました（**図69**）。そこで、下顎の第二大臼歯遠心根面が汚染されてはいないものの、智歯を抜歯すると大きな歯根露出を起こしそうな症例に智歯の整直を試みました。

誘導は智歯にバーで穴をあけ、中に少し長めのオープンコイルスプリングの一端を埋入し、他端は第二大臼歯の遠心に縮めながら押し込む方法です。骨は牽引側に添加されやすいので、その効果も期待できます。術後のX線像を見ても、いきなり抜歯したものとは違い、経過も良好だということが分かりました。

ただ、このようなケースは適応症例が多いわけではないので、私は次のようなときに限られると考えています。

①整直に十分な時間がかけられる（動的期間プラス保定期間）。
②移動中に第二大臼歯のプラークコントロールができる。
③智歯が顔を出していて、第二大臼歯遠心が汚染されていない。

ということです。これ以外では行うべきではないと思います。また、当然のことですが第二大臼歯遠心根面の組織は聖域と考えて触ってはいけません。

第二大臼歯を守るために智歯を抜歯する

ここまで、くどいほど第二大臼歯遠心根面の周囲組織を触らない、と言ってきました。しかし、埋伏智歯の抜歯はそんなに簡単なことではありません。それでも、第二大臼歯をできるだけよい状態で残したいので、私は抜歯時には以下のようなことに注意しています。

図68 Type4の経過は悪い

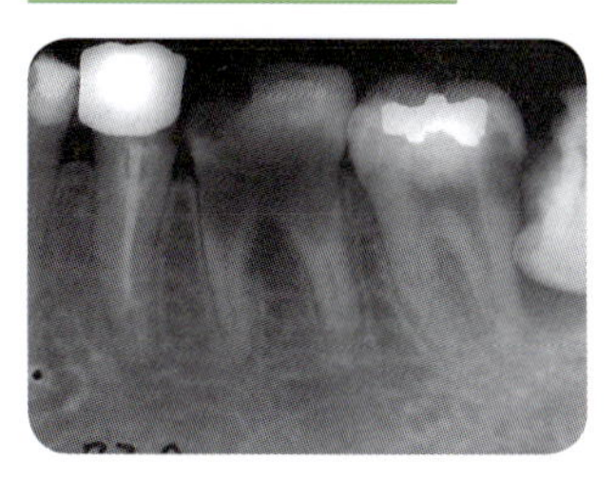

1972年9月　抜歯直前。第二大臼歯の遠心根面は根尖近くまで汚染されている。

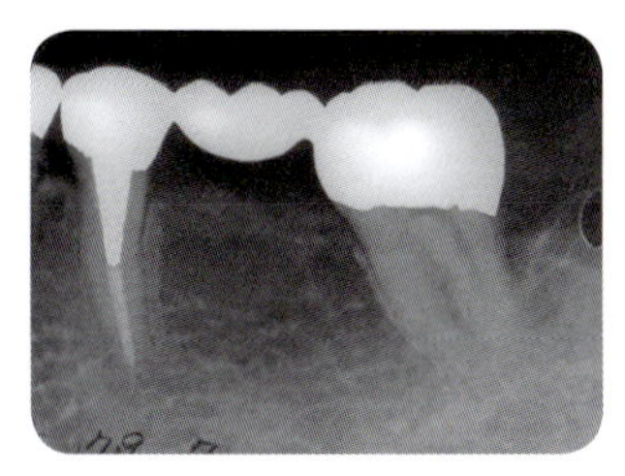

1979年7月　抜歯後何もしなかったらプロービング値は8mmで根面は汚染されたまま。

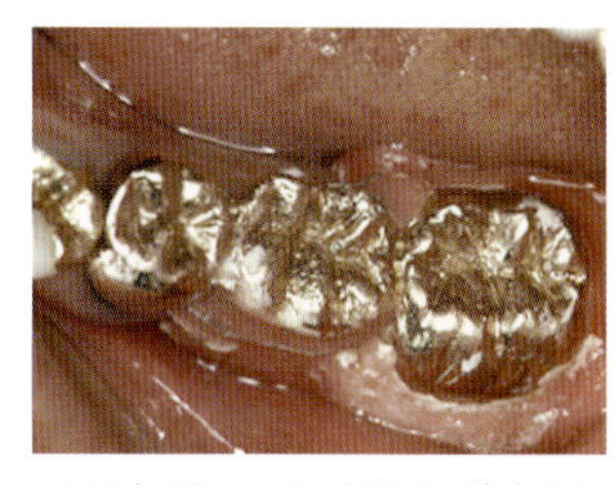

1983年6月　FOPを開け、徹底的にルートプレーニングして、シーネで歯周を圧迫。

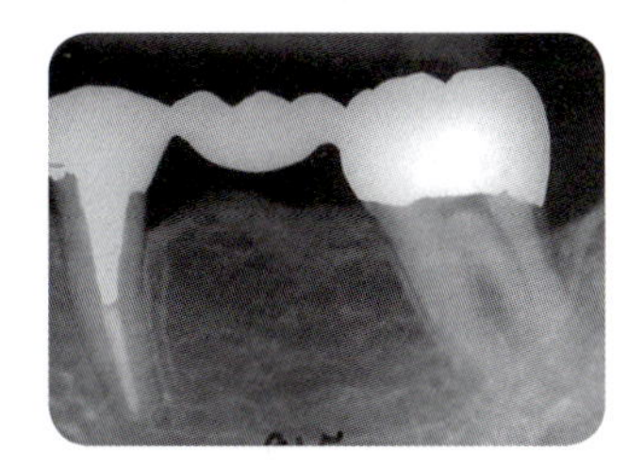

1991年5月　上皮性付着が少しずつ結合組織に置換しているのであろうか歯槽骨頂線がはっきりしてきたがプロービング値は6mm。

図69 条件が整えばType3をType2にすることもできる

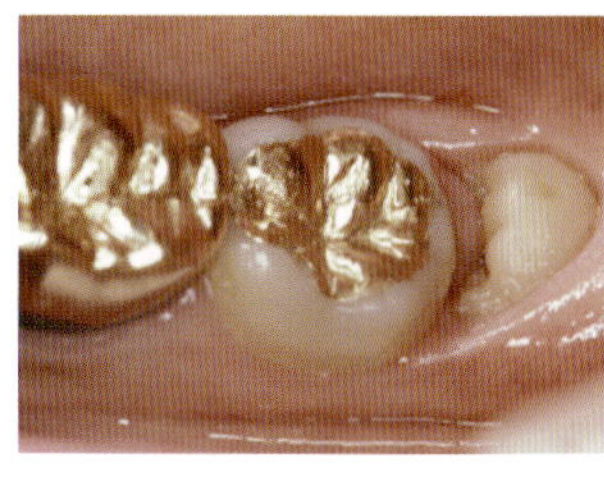

1983年3月　上皮が第二大臼歯遠心根面に陥入している。

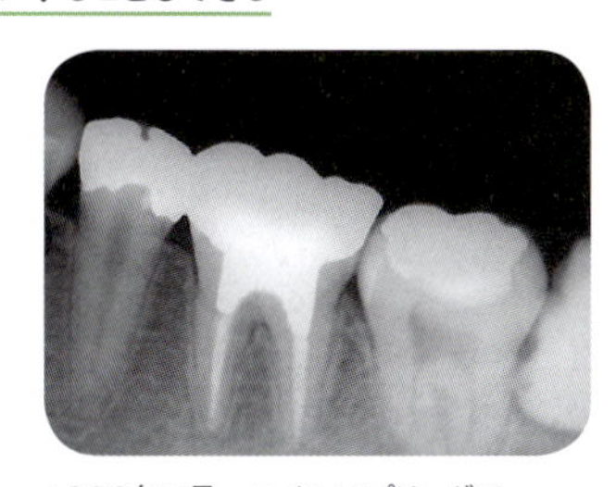

1983年5月　コイルスプリングでuprightingする。

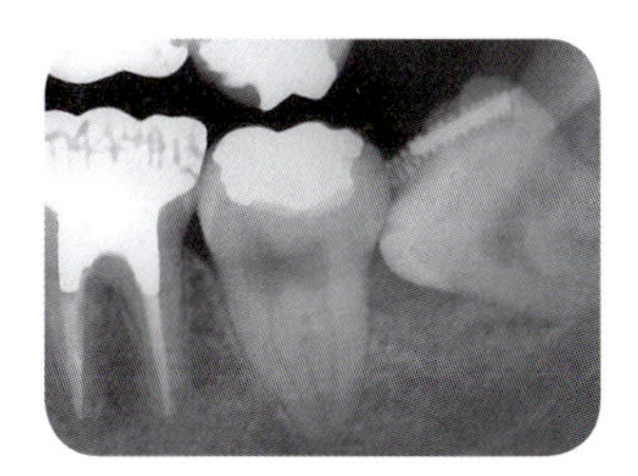

Type2になった。遠心根面は聖域。

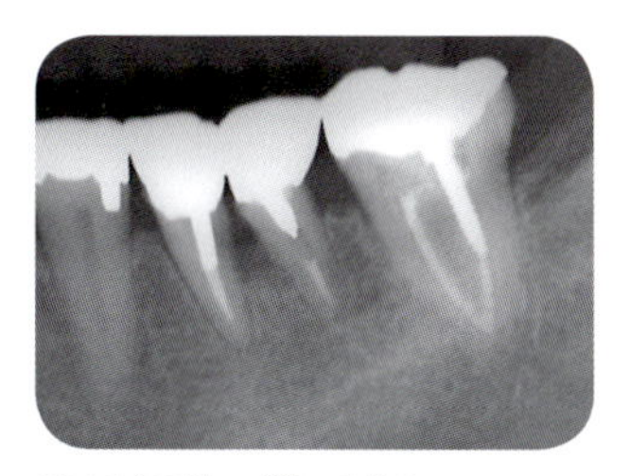

2013年6月　ポケットは3mm。

①第二大臼歯遠心にわずかでも歯周組織が残っていたり、汚染されていない部分があれば、器具や智歯の歯冠で傷めないように注意します。そのためには智歯の分割も必要です。歯肉を切開してフラップを開く場合にも、第二大臼歯の遠心歯頸部から最低2mm遠心寄りに切開線を入れます。けっして第二大臼歯遠心は触りません。

②第二大臼歯遠心の頬舌側高をできるだけ保つようにします。とくに第二大臼歯に近い部分はかぎりなく削除量を少なくしたいので、そのために分割が増えるのもしかたがないと思っています。どうしても削除しなければならないときには、できるかぎり第二大臼歯から離れた位置で行います。

③抜歯後は第二大臼歯の遠心面を注意深く観察し、汚染されている根面のみを徹底的にルートプレーニングして、汚染されていない部分や、少しでも結合組織の残っている根面には、けっして器具を触れないように注意します。

●

私は、智歯の抜歯は歯周病と密接に関係していると考えています。大切なことは、智歯が不都合を及ぼしているから抜歯するのではなく『第二大臼歯を守るために智歯を抜歯する』ということです。

そのために、智歯の抜歯に細心の配慮をすることで、第二大臼歯遠心が歯周組織と結合組織で付着することを期待するのです。しかし、すべてがそのようになるわけではなく、ときには長い上皮性付着になってしまうこともあるでしょう。だけれども、第二大臼歯を守るためには必要なことだと、私は考えています。

また、ここまで智歯を抜歯することばかり述べてきましたが、智歯も生体のひとつなので、保存ということもどこかでは考えておく必要があると思います。咬合のじゃまになれば咬合調整すればいいし、萌出しにくければ誘導も考えられます。智歯の存在自体が第二大臼歯や他の器官に悪影響を及ぼし、もはやそれを治すことができない状態であれば抜歯するが、そうでなければプラークコントロールは大変ですが口腔内に留めておきたいと、私は考えています。

　また、智歯が歯牙移植の供給源としての役割を担うこともあるので、不都合があった場合だけにかぎり最善の努力をはらう姿勢が、歯周疾患治療に対峙する歯科医師としては大切なことだと思います。

歯周治療は患者さんとの
生涯のおつきあい

谷口歯科医院の長期症例

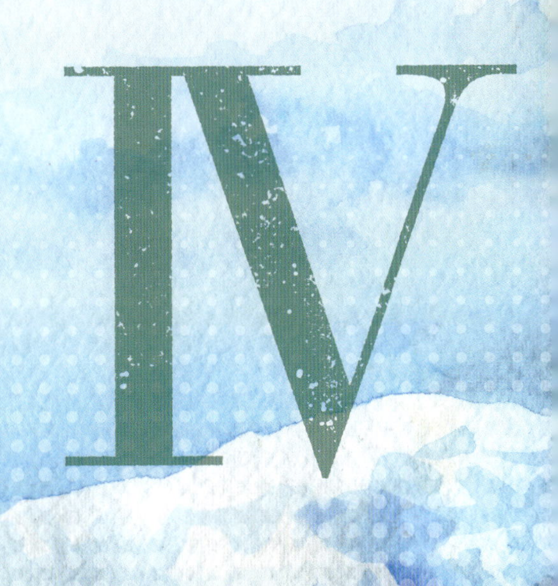

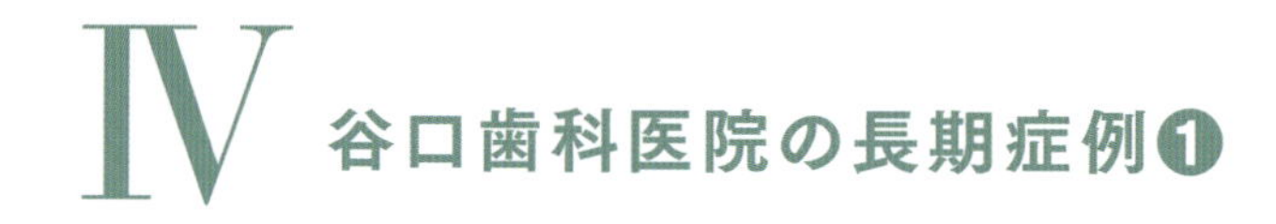

10mmのポケットが3mmになった歯周治療に目覚めた最初の患者さん

年齢（初診時）：30歳　性別：男性
職業：県職員
初診：1975年12月
主訴：左下2番、3番の歯肉が腫れた
現病歴：1ヵ月前から腫脹、痛みはないが気になる
歯科的既往歴：5～6年前に他医で歯周病だといわれ歯石をとってもらい、ブラッシングをよくするように言われた。左下1番が1ヵ月前に腫脹し痛かった。同医抜歯。
食生活：最初、お子様（5歳と3歳の男の子）が治療に来ていた。この頃からシュガーコントロール指導をしていた。そのせいか患者さんご自身もまったく甘いものを食べない。奥様は1993年ごろまではチョコレートを1日1回食べていたが、それ以降は食べていない。

● ● ●

私が本格的に歯周治療に取り組み始めたのは、本文でも紹介しましたが1974年にDr. H.M.Goldmanが初来日して、当時のスタディーグループ「0の会」のメンバーと歯科衛生士さんたちと彼の講演に参加してからです。そのときにDr. H.M.Goldmanの症例を見て、彼の言っている“イニシャルプレパレーション”をまず目指そうと皆で誓い合ったのが最初でした。

その後の1975年、谷口歯科医院に来られていた患者さんで10mmあった歯周ポケットが3mmになったという患者さんが現れました。これは、生涯忘れられない大事件となり、当時の感激は今でも鮮明に覚えている出来事でした。また、このときが日本の歯科衛生士が歯周病に取り組んだ最初のケースかもしれないと思っています。なぜなら、これ以前の症例を見たことがないからです。

1975年12月初診　30歳　男性

患者さんは30歳で初めて谷口歯科医院に来られた男性です。県職員の方で、診療後でもざっくばらんな話はほとんどしたことが無く、いつも事務的で「はい、わかりました」と、つねにご自分のペースを守る真面目な方です。ただ、私たちの言うことは淡々と聞いて淡々と実行してくれて、アポイントはほとんどキャンセルすることなく毎回必ず定期健診には来てくれました。ブラッシングも非常に熱心にやってくれますが、なかなか我々の期待通りにできず、そのせいか時々歯周病の急性症状を起こしていました。

初診　1975年12月

来院時、すでに左下1番、6・7番、右下4番は欠損。全顎に重度の歯周病が進行し、とくに上顎は7～10mmの歯周ポケットがあり歯肉も腫脹し触ると出血する状態だった。

症例1-1　初診時　1975年12月

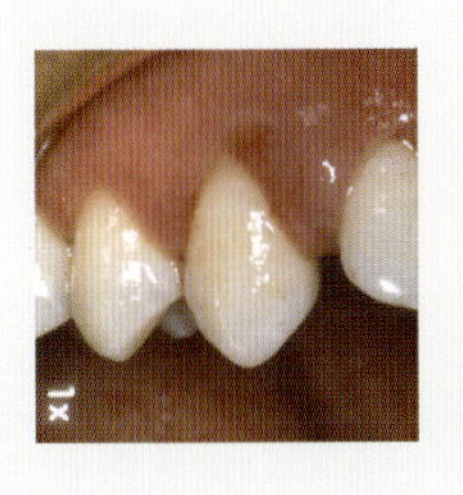

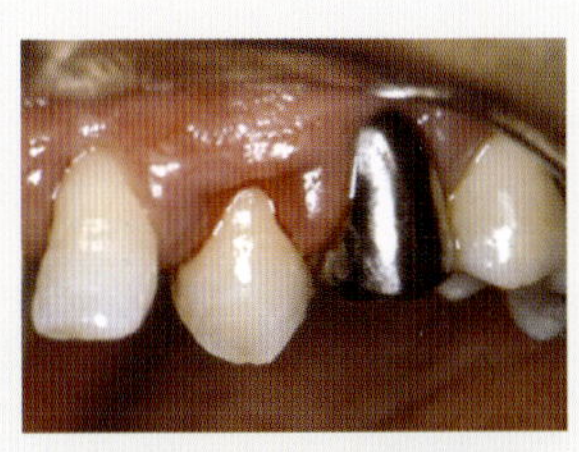

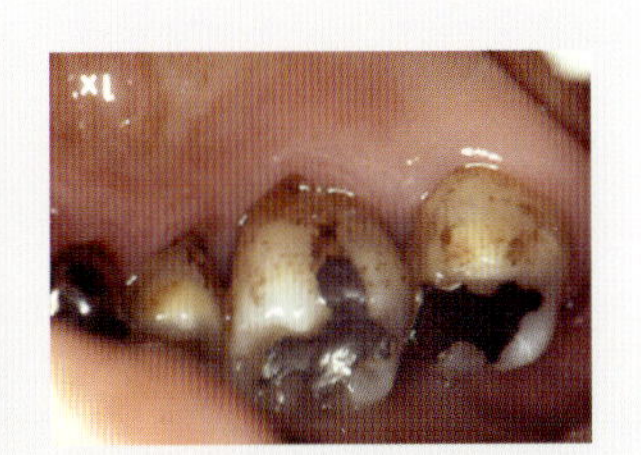

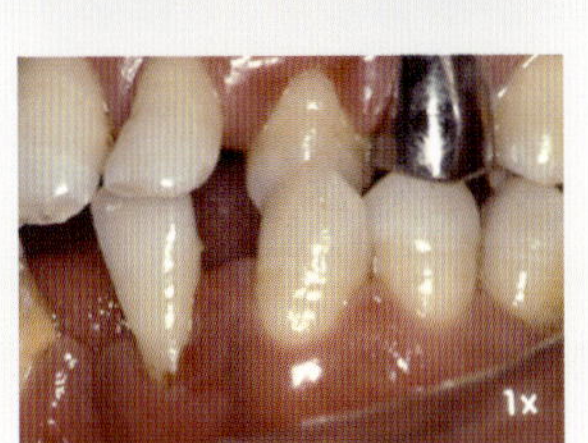

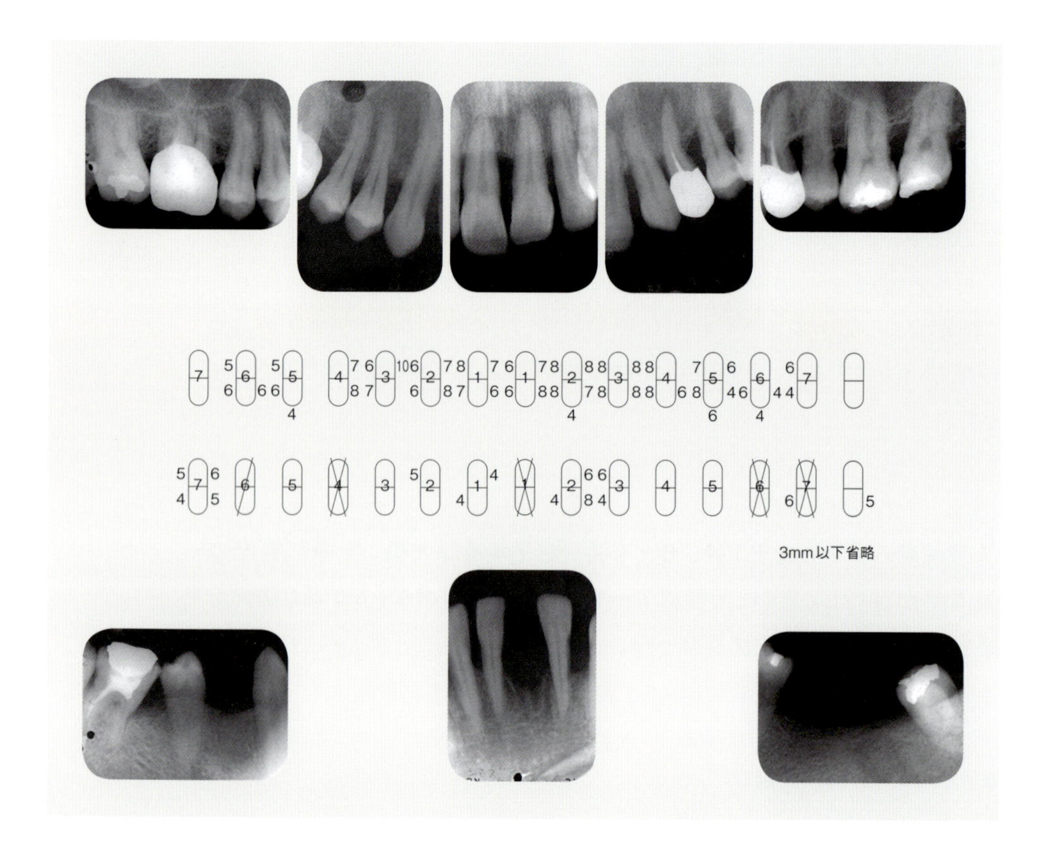

第1回再評価　1976年3月

診査・診断後、経験2年の歯科衛生士によるブラッシング指導とSRPが始まる。私たちが指導したことは必ず実行してくれる患者さんだったので、徐々に改善の成果が目に見えてきた。3ヵ月後の第1回再評価時、右上3番頬側近心にあった10mmの歯周ポケットが3mmになったと歯科衛生士が驚愕の報告。「そんなはずはない」と確かめると、たにかに3mmになり、多くの部位が著しく改善してきている。

症例1-2　第1回再評価時　1976年3月

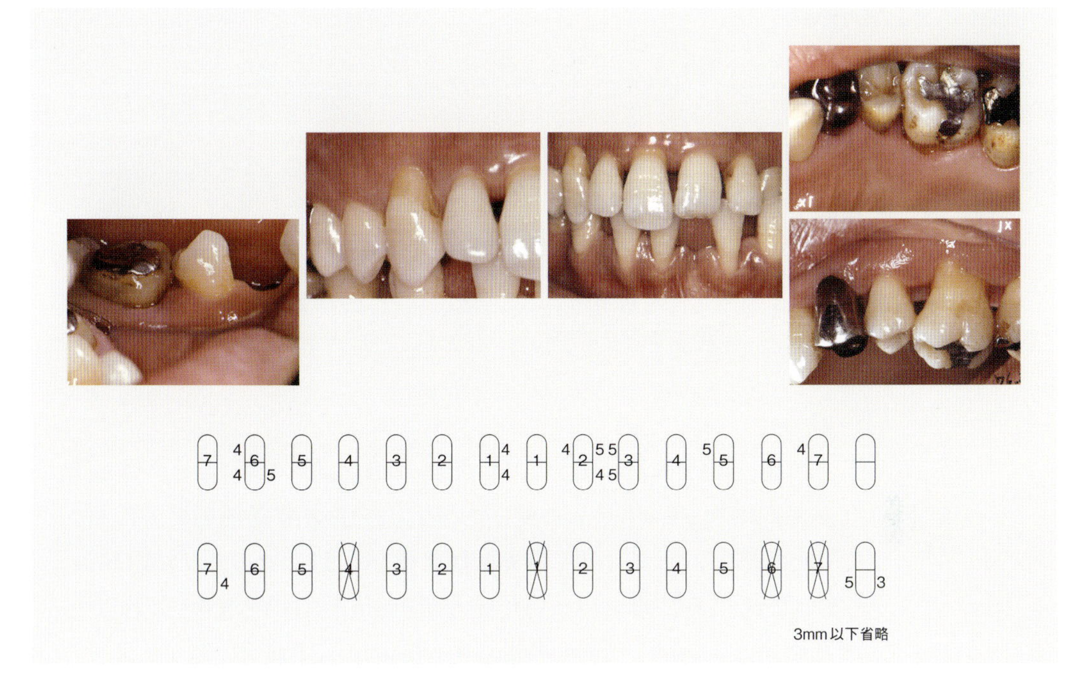

最初の歯周病の急性症状　1980年3月

しかし、根分岐部病変はどうしても思うようにいかず、一度は歯周ポケットが浅くなっても再発してしまうこともある。

最初に急発を起こしたのは左上7番。SRP後再評価時には4mmにまでなったが、初診から4年後の1980年に急発を起こしたときは遠心根の近心に10mmになっていた。フラップを開けてSRPをして閉鎖するという簡単な歯周外科をした。その1年後（1981年1月）の定期健診時には4mmになったが、左上4番から7番に6mm以上のポケットがあったので再度歯周外科（partial thickness flap ope）をした。左上6番の根分岐部は問題なかったのでフラップのthinningのみした。左上7番の分岐部はcul de sac（行き止まり）だったのでSRPだけした。頬側歯間部歯槽骨が棚状になっていたのでわずかにosteo plastyしてフラップを閉じた。この頃は問題点が残ることを恐れ、歯周外科をして解決しようとした。

症例1-3　左上7番の経過

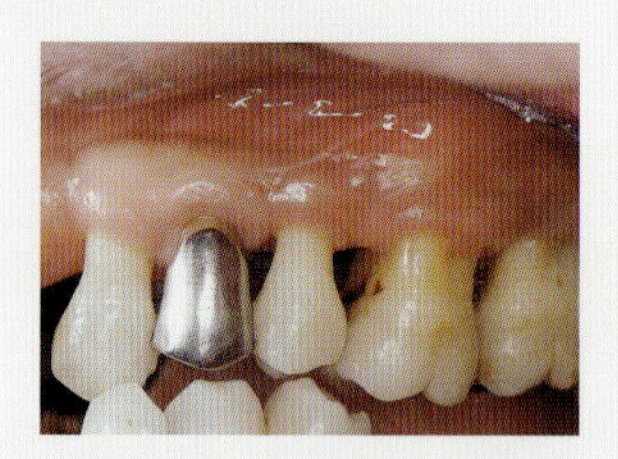

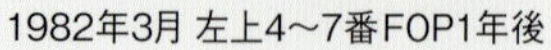

1982年3月 左上4～7番FOP1年後

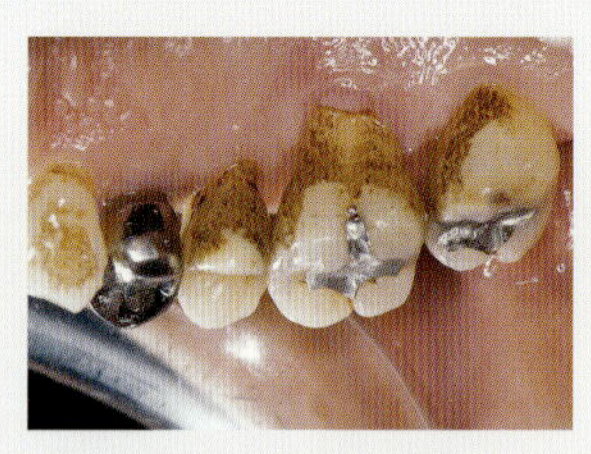

1993年6月 11年後の舌側

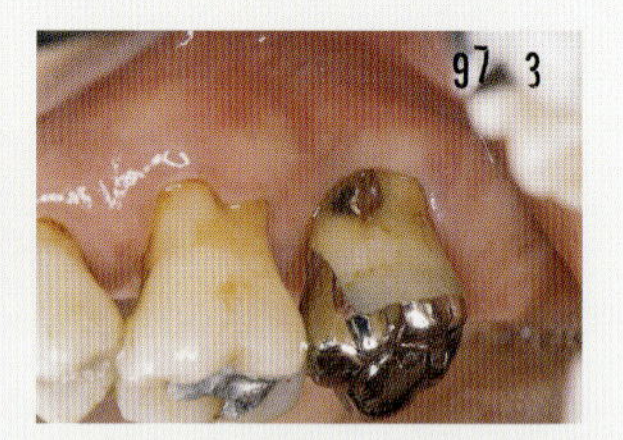

1997年3月 B根面にう蝕

その後、約10年間は安定していたが、1990年11月ごろにいつの間にか歯周ポケットが6mmに戻っていた。FOPの有効期間がこれまでだったのだろうか。その後も時々急性発作をおこし、そのたびにFOPをしていたが、2013年にはついに遠心が8mmとなってしまい、これ以上の延命は好ましくないと思い抜歯した。初診から36年目であった。

歯周外科をすれば治癒すると思っていた1980年代

次に、1982年に右上6番の近遠心の歯周ポケットが6mmになってしまったので、歯周外科をしてみると、根分岐部は近遠心的にthrough and throughで分岐部下2～3mmまで歯槽骨が吸収していた。

また、右下7番の遠心面も8mmのポケットが残ってしまい。1982年に歯周外科（distal wedge procedure）を行った。

初期の対応がまずかった。1980年代は勉強したての歯周外科をすれば治癒すると思っていた。歯周外科をすれば一時的には歯周ポケットは浅くなるが、やがて再発してきた。1990年代には歯周外科しなくなったがすでに時遅しであった。

症例1-4　右上6番の経過

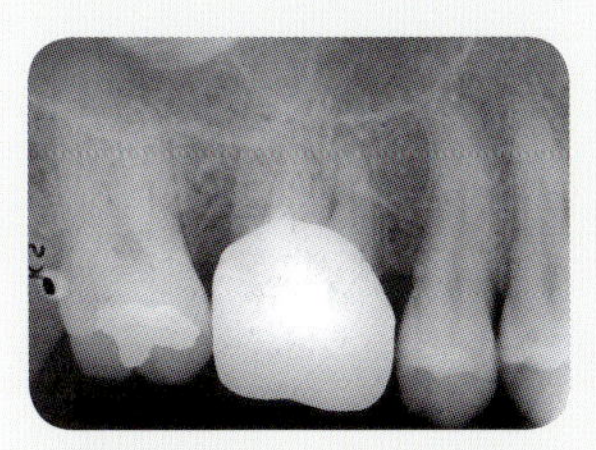

初診時 1975年12月

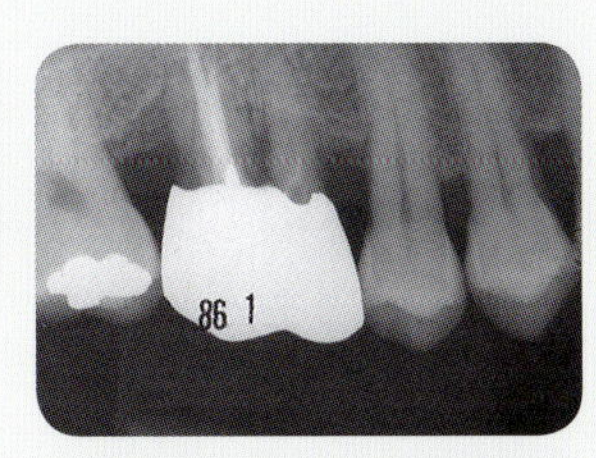

10年後（FOP4年後）1986年1月

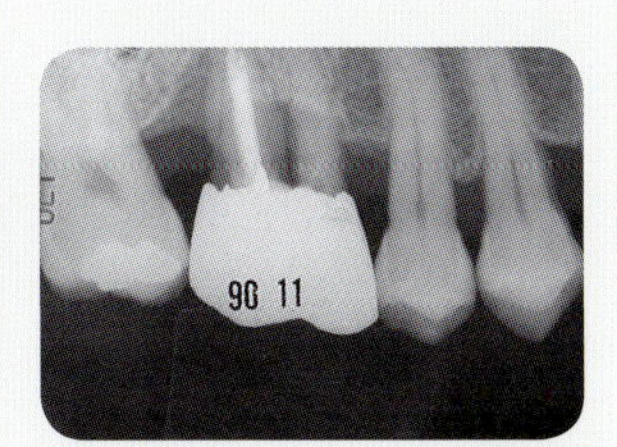

15年後1990年11月　口蓋根切除

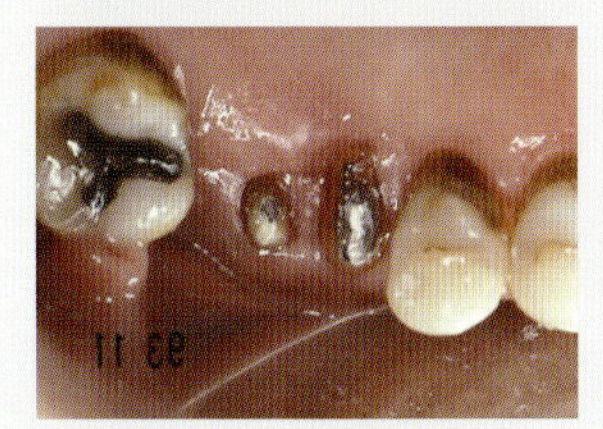

1993年11月　舌側移動前

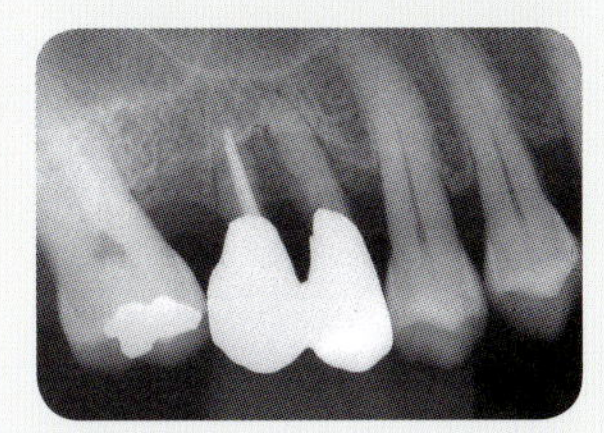

31年後 2006年10月

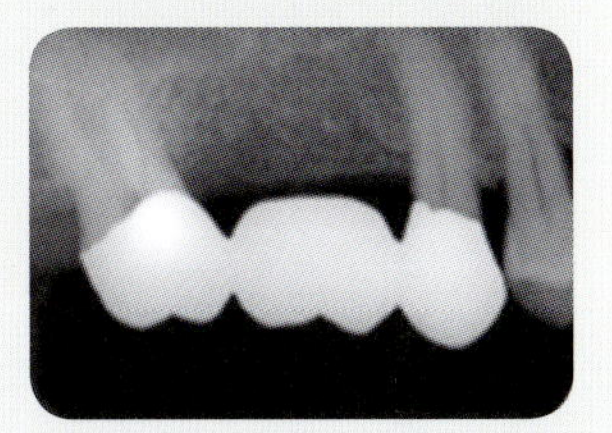

34年後 2009年10月

まとめ

以上のように、本格的に歯周治療に取り組み始めた最初の患者さんですが、右上6番、左上7番、右下7番に問題を抱えながらのSPTとなりました。その後のおもな経過を一覧表にまとめてみました。

1980～90年代は新患の待ち期間が1年以上という状況で定期健診の頻度を6ヵ月にせざるを得ませんでした。

しかし、定期健診には遠方に転勤になった1994年から2年間以外は必ず来院してきてくれました。また、県職を退職した2007年からは本人の申し出により3ヵ月ごとに定期健診をしています。

1990年代に入って右下6番M根が破折し、咬合性外傷（夜間のブラキシズム）の存在に気づきましたが、本人が自己暗示のみでコントロールするといいオクルーザルスプリントを拒んだので、その後左上4番の破折の原因になったのかもしれません。

症例1-5　初診から39年後　2014年9月

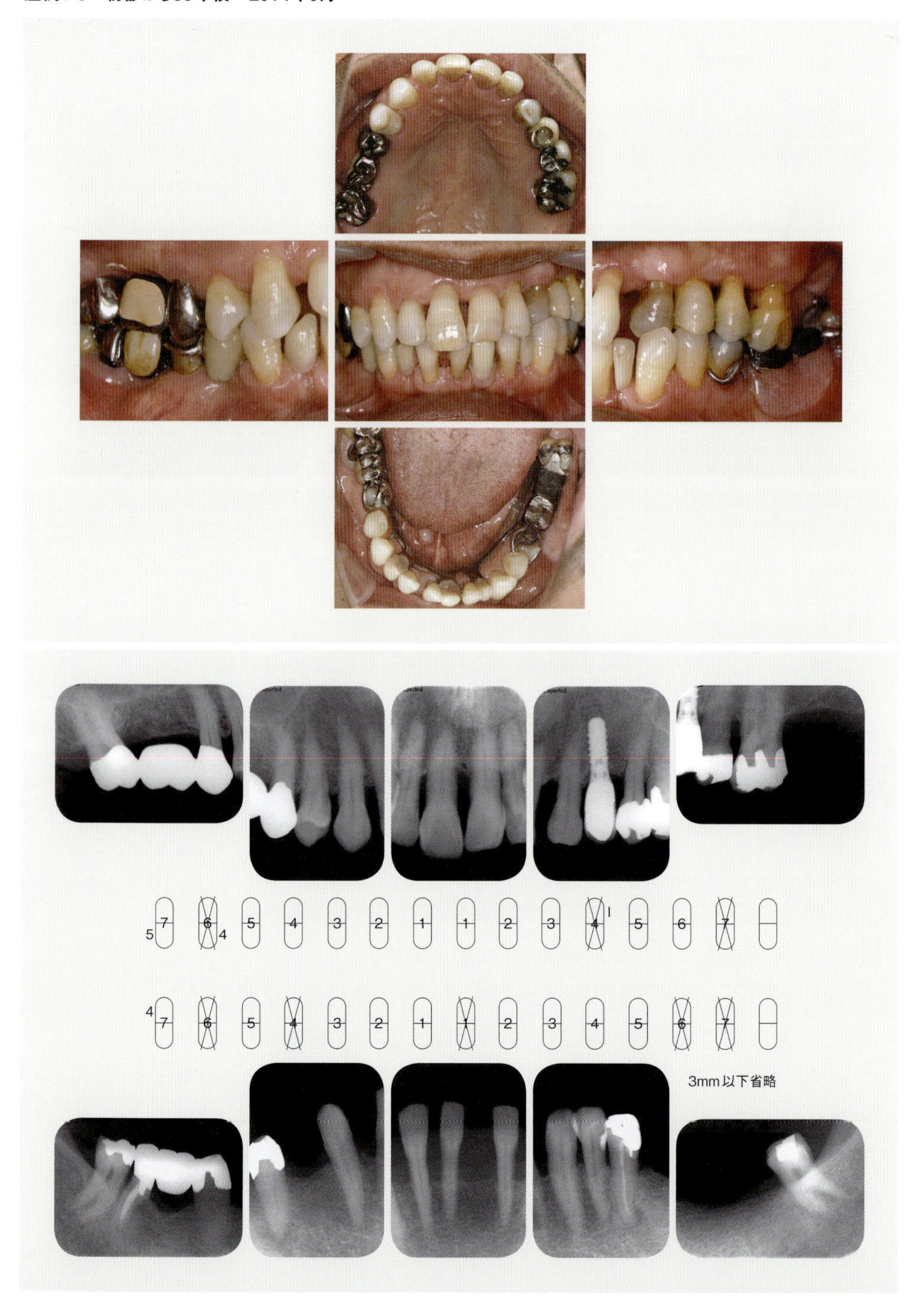

症例経過リスト

年	月	年齢（歳）	治療年数	事項	6｜	｜7	6｜他
1975	12	30		県庁職員	MLとD6mm	M6mm	6｜M6mm 7｜
1976	3				ML5mm	M4mm	6｜M4mm
1980	3	35	5			P急発 D10mm→FOP	
1982	2				ML8mmFurca 貫通→FOP		
	5						7｜P急発8mm→FOP
	9				ML3mm	3mm	
1988	1				P急発ML8mm→Pcur		
1989	5				FOP L根尖まで骨ない		
1990	3	45	15	県立施設に転勤			6｜P急発 M10mm 7｜8mm→FOP
	11				L根P急発8mm→L抜根	6mm	6｜M8mm
							7｜D6mm
1991	1			県職に復帰			6｜破折→抜根
							⑥6⑤｜Br
1994	2			BRUXcheck	B根LにMTM 了		
				遠方に転勤			
1996	7			復職2年ぶり来院		P急発 D 根面 C	
2000	3	55	25	禁煙／降圧剤		P急発→FOP	
2001	5			BRUX→自己暗示		P急発→FOP	
2003	3	58	28	県立施設に転勤			｜4 破折→インプラント
2006	11			定年退職民間へ		｜67 連結 CK	
2007	10	62	32		6｜抜歯→⑦6⑤｜Br		
2012	3			退職／畑仕事			
2013	4	68	38			M8mm 抜歯	
2016	4	66	40	リコール来院・異常なし			

広汎型侵襲性歯周炎にて他歯科医院で手に負えないと紹介された患者さん

年齢（初診時）：20歳　性別：女性
職業：主婦
初診：1984年9月
主訴：左上6番の歯肉が腫れた。水がしみる。
現病歴：中学生の頃から奥歯が時々腫れたり、しみたりした。近医に行ったら神経を抜かれて、あとは歯槽膿漏だから仕方がないと言われた。最近、当医院を退職した歯科衛生士が同歯科医院に就職し、ブラッシング指導を受け、SRPをしてもらったがその歯科衛生士から自分の手に負えないと紹介してきた。
現症：左上6番頬側遠心根はポケット9mmで動揺度はM2。根分岐部病変もあり水平的に7mm入る。プラークコントロールは全体的に良い。

● ● ●

前述したように、谷口歯科医院では1974年から本格的に歯周治療に取り組み、歯科衛生士さんたちも日々研鑽してブラッシング指導やSRPのスキルアップに努めてきました。

ここでご紹介する患者さんは、他歯科医院からの紹介で来られた方ですが、その医院で患者さんを担当していたのが、かつて谷口歯科医院に勤務されていた歯科衛生士さんです。その歯科衛生士さんは、独身時代は私のところに勤務していたのですが、結婚を機に住まい近くの歯科医院に勤めることになりました。彼女が勤めていた歯科医院に来られた患者さんは、当時は広汎型若年性歯周炎と呼ばれていた重度の歯周炎を罹った若い女性でした。

転勤した歯科衛生士さんは、私のところでも中堅歯科衛生士として歯周治療に取り組んできたので、ルートプレーニングのスキルも十分にあります。その歯科衛生士さんが重度歯周炎の患者さんの担当となり、ブラッシング指導やルートプレーニングを一生懸命にしたのですが、なかなか思うような改善が見られない。そこで「私の手には負えません」と言って紹介されて谷口歯科医院に来られました。

私のところに6年間勤務していてSRPの腕も十分にある歯科衛生士さんが担当してきて、すでに患者さんのSRPも行っているとともにプラークコントロールも良い状態でしたので、早速、歯周治療に移りました。

1984年9月初診　20歳　女性

患者さんは当時で言えばピチピチのギャルで、性格的に割と大雑把な元気な娘さん。中学生の頃から臼歯部がときどき腫れたりしみたりして、歯科医院に行ったら神経を抜かれて、あとは歯槽膿漏だから仕方がないと言われてきたということ。最初はきちんと通ってくれたが、結婚してからは家が遠いこともあり何か症状が出ないと来院しないというタイプの患者さん。

症例2-1　初診時　1984年9月

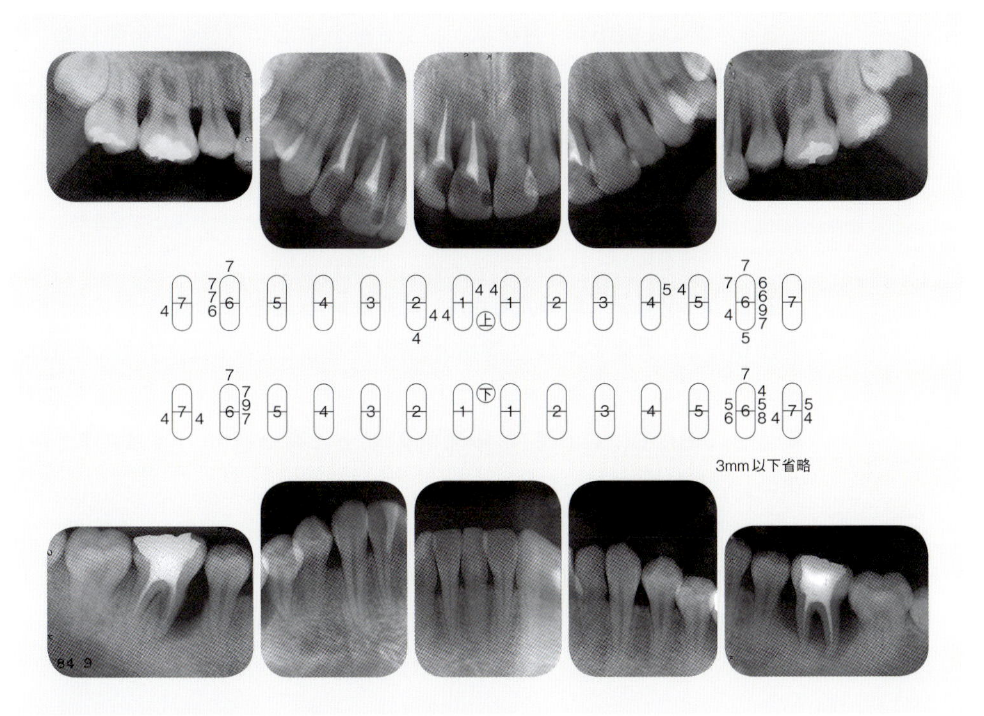

症例2-2　フラップを開けた　1984年11月

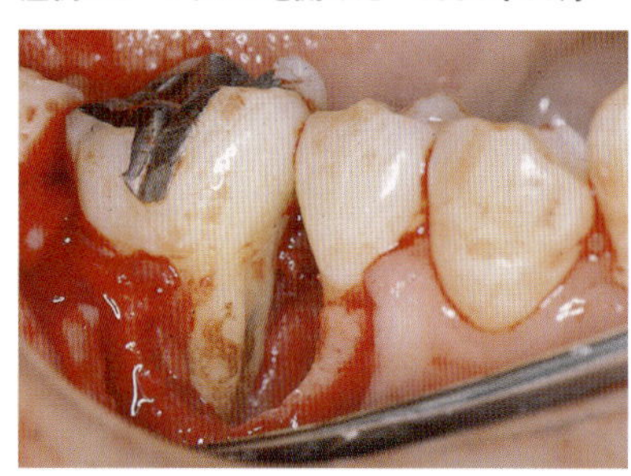

症例2-3　矯正的挺出　1985年1月

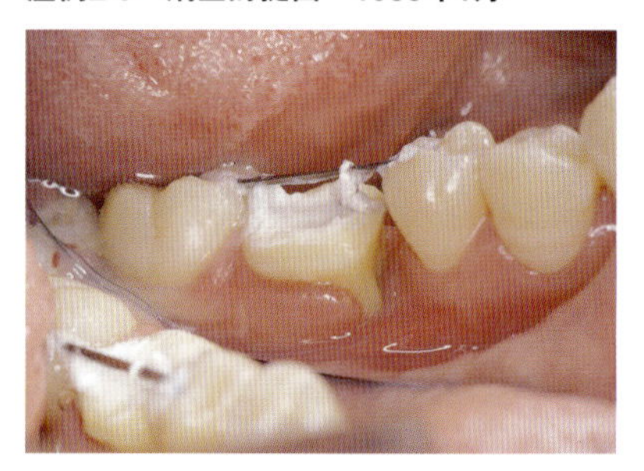

初診　1984年9月

上下左右6番にかなり深い歯周ポケット。なかでも左上6番頬側遠心根は9mmで、かなりの腫脹もしていたので抗菌剤（セラドール）を6日間投与して応急処置をする。また、動揺度も強かったので上顎前歯と左上5〜7番を暫間固定。SRPはすでに終了していて、根面は滑らかで硬い感じ（若年性歯周炎の歯はそのようなことが多い）だったので、下顎左右の6番を中心にフラップを開けて根面のSRPを行う。

3ヵ月後の1985年1月には、右上6番を中心にフラップを開けた。また、右下の6番に関してはあまりにも近心の歯周ポケットが深かったので矯正的挺出を試みた。ただ、左上下6番に関してはすでにホープレスで、後に抜歯となる。

SPT前　1986年10月

初診から2年近く経ったときに、知り合いの先生に口腔細菌の測定をお願いして、患者さんの血清抗体価測定をしてもらった。すでに治療が進んでいたので原因菌ということにはならないかもしれないが、その結果はBg、Bi、Bl、Ca、Eiは誤差範囲以上に高い値で、Aaはさほど多くないという診断であった。

1986年10月の再評価では右上6番に4〜5mmの歯周ポケット、右下6番に4mmの歯周ポケットが残っているが、その他は3mm以下になったのでSPTに移行した。

症例2-4　SPT移行直前　1986年10月

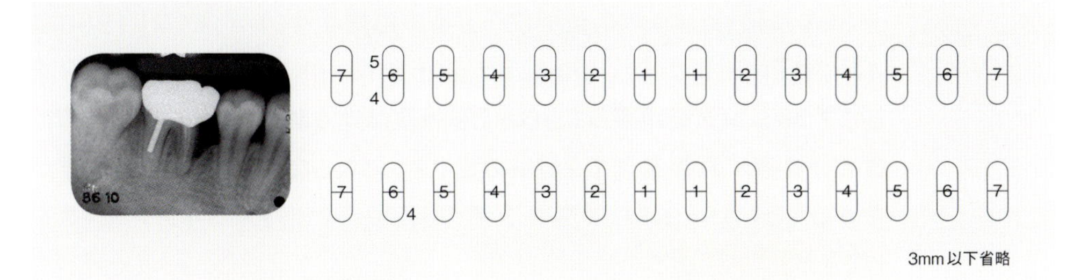

症例2-5　抗体価測定結果

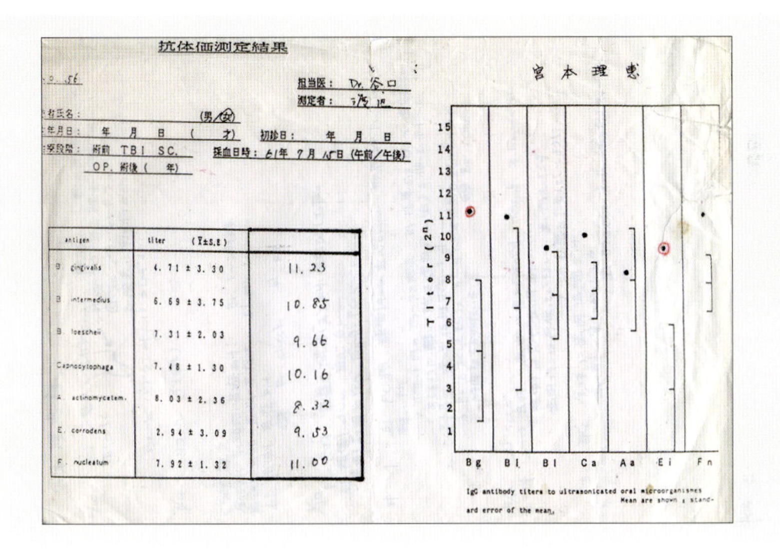

抗体価測定結果

宮本理恵

No. 56

担当医：Dr. 谷口

測定者：

患者氏名：　(男/女)

生年月日：　年　月　日　(　才)　初診日：　年　月　日

治療段階：術前　TBI　SC.　採血日時：61年 7月 15日 (午前/午後)

OP. 術後 (　年)

antigen	titer (X̄±S.E)	
B. gingivalis	4. 71 ± 3. 30	11.23
B. intermedius	6. 69 ± 3. 75	10.85
B. loescheii	7. 31 ± 2. 03	9.66
Capnocytophaga	7. 48 ± 1. 30	10.16
A. actinomycetem.	8. 03 ± 2. 36	8.32
E. corrodens	2. 94 ± 3. 09	9.53
F. nucleatum	7. 92 ± 1. 32	11.00

IgG antibody titers to ultrasonicated oral microorganisms
Mean are shown ± standard error of the mean.

症例2-6　SPT時　1989年5月

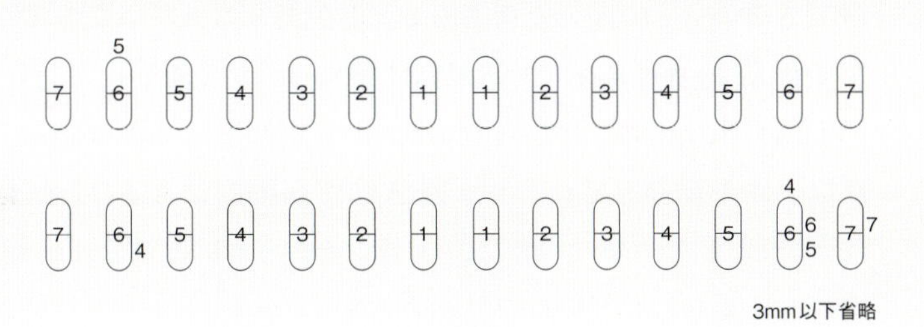

歯周ポケットの再発　1988年〜1989年

SPTに移行して1年半位で左下6番の歯周ポケットが深くなり1988年4月には9mmになった。through and throughだったが、再度SRPをしてブラッシングを頑張ってもらったら一度は落ち着いた。ところが10月には右上4番が急性発作で9mmのポケットになるなど、なかなか落ち着かなかったが、1989年には左右上下の6番以外は何とかメインテナンスをしてきた。

2年ぶりの来院　1991年1月

患者さんは性格的に大雑把で自宅も遠方ということで、ちょっと安定すると来院が途絶えがちになる。

2年ぶりに来院したが、左下6番が痛く歯周ポケットも深くなり動揺度M2になったので抜歯してブリッジにする。また、翌年には右下6番が頬側近心根が根尖まで回るようになったのでヘミセクションしている。このように全ての6番と右上4番、上顎1-1番はつねに問題を抱えつつメインテナンスしていった。

結婚、出産、仕事で来院の足が遠のく　1995年〜2014年

1995年12月の定期健診で珍しく問題が無いという状態から、患者さんの来院間隔がすごく空くようになった。もともと問題が発症しないと来ないのだが、98年に結婚され、その翌年から出産が続き2005年には3児のお母さんとなり、仕事にも復帰されていたので超多忙でなかなか来院できない。その間、患者さんのことが気になっていたので、たまたま彼女の母親が治療に来ていたので「娘にとにかく来るように」と伝えた。

2010年に5年ぶりの来院。気にしていた右上6番は残ってくれるのではないかと期待していたが、残念ながら抜歯になる。それから、また来院が途絶え次に来たのが2014年。そのときには右上1番が動揺度が4度になり抜歯して現在はブリッジになっている。

症例2-7　5年ぶりに来院　2010年4月（初診から26年後）

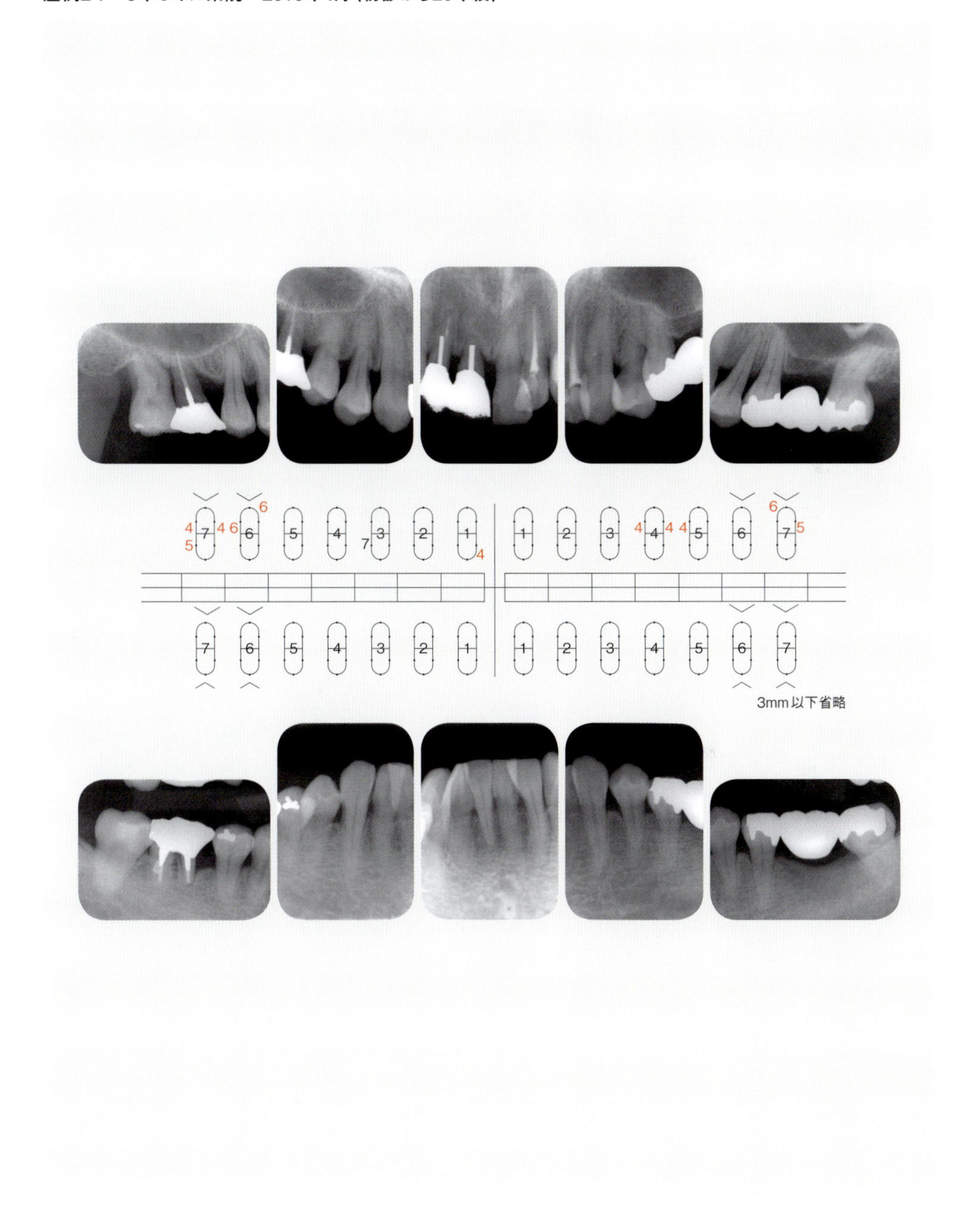

症例2-8　2014年9月

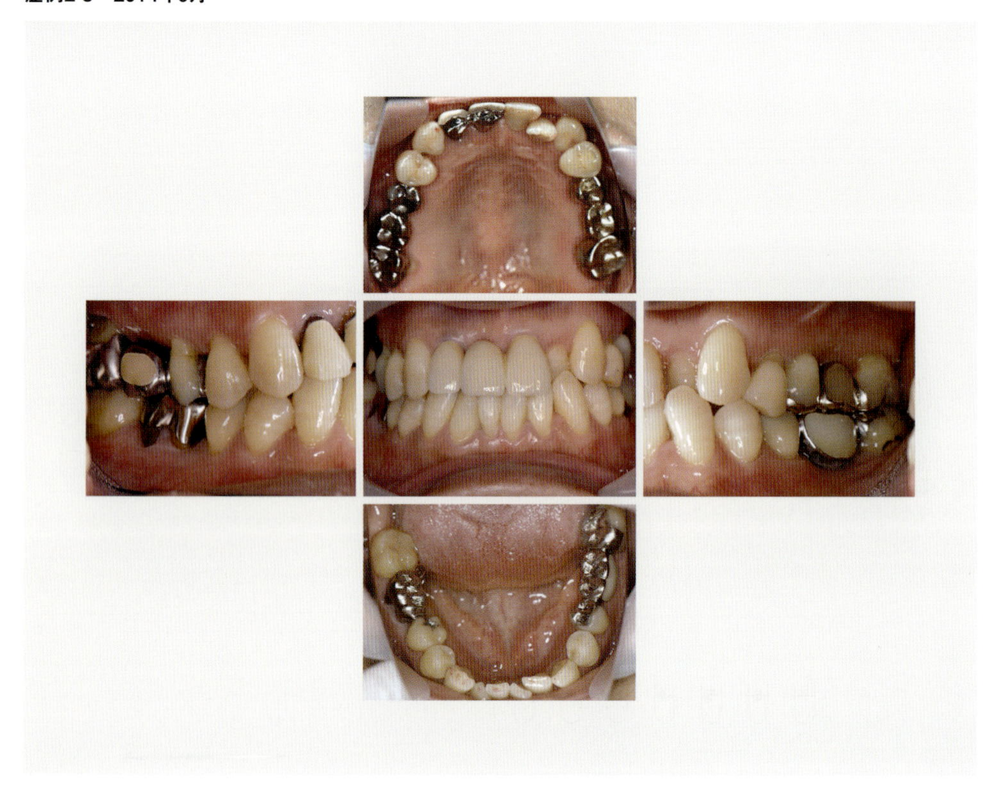

症例2-9　2015年7月（初診から31年後）

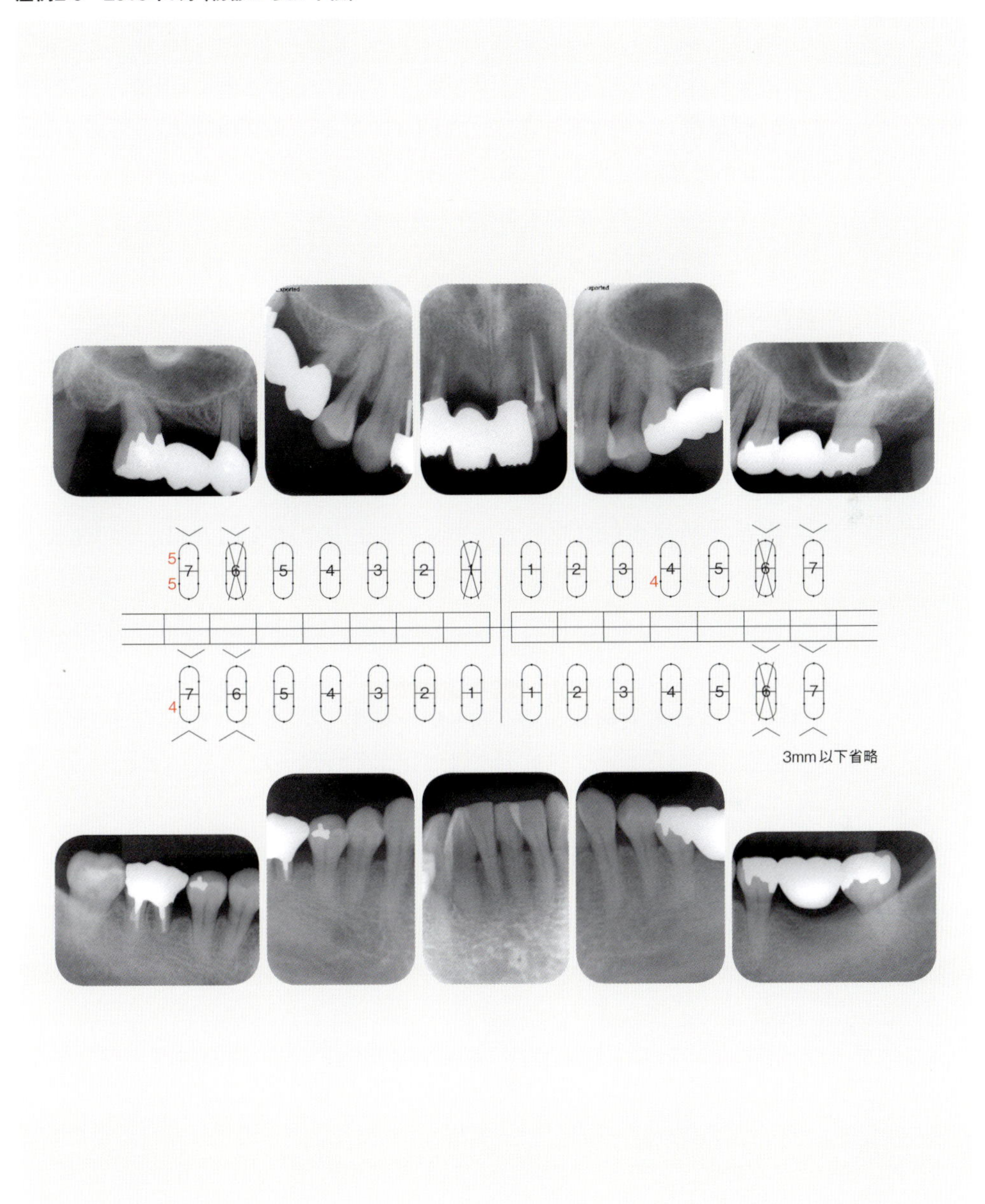

まとめ

最初に患者さんの口腔内を診たとき、全体にかなりの重症でどこまで保たせられるか分からないほど厳しい状態でした。全ての6番、上顎1番はいつ抜歯になっても不思議ではない。しかも、2000年頃からブラキシズムもかなり出てきて、そのコントロールのためにオクルーザルスプリントも作ったのですが、装着もあまりマメではなかったようです。

また、常に深いポケットが残っていることが全身に対して決して良いことだとは思っていませんでした。

しかしながら、いつダメになってもおかしくないような歯があったからこそブラッシングも熱心にやり、子育てと仕事の忙しい合間をぬって仕方なしにも来院してくれたので、結果的には良かったのかもしれないと考えています。

現在は初診から31年目で患者さんも52歳になりましたが、右下6番が何とか今日まで保ってくれているので、少しはホッとしています。ただ、ひとつこの患者さんの良いところは、3年ぶりや5年ぶりの来院にも関わらず、歯科衛生士の話だとプラークコントロールはできているということ。それは、そのつど歯科衛生士さんたちが一生懸命に指導してきたことで、自然と患者さんにもモチベーションとして身に付いたのだと思います。

症例経過リスト

年	月	年齢（歳）	治療年数	事項	経過
1984	9	20		抗菌剤（セラドール）6日間投与	1｜、567 暫間固定
					567、765 FOP
1985	1				765 FOP
					765、567、765 FOP後暫間固定
	5				6 抜歯
1986	7	22		ELISA検査依頼	Bg、Bi、Bl、Ca、Eiは誤差範囲以上高位　Aaは誤差範囲内
	10			SPTに移行	検査
1988	4				6 再発 ポケット9mm、Through and Through
	7				落ち着いて
	10				4 急性発作Lに9mm
1989	5	25	5	定期健診	6 B-D、6 B-L Through and Through　他はOB
1991	1	27		2年ぶり	6 m2、D歯周ポケット深くHemisectionしたが、MのDも深く抜歯→⑤6⑦ブリッジ
1992	1				6 Hemisection　5、6 L MTM
	4				2+2 m1〜2　Tfix
	10				6 再根治→CR
1995	4				2、1 HJKset
	12	31		定期健診	OB
1998	1	34		定期健診	7 Dに13mm、6 に7mm
	4			結婚	
1999	5	35	15	出産後再勤務	
	8				7、6 P急性発作　7 D 13mm、6 m1
2000	1				7、6 FOP
2001	6	37		第2子妊娠5ヵ月	
	11			出産	
2003	9	39		2年ぶり第3子妊娠4ヵ月	7 D5mm 2 hys　睡眠時ブラキシズムありそう
2005	6	41		2年ぶり子育て大変 仕事忙しい帰り遅い	
2010	4	46		5年ぶり	睡眠時ブラキシズム 本人自覚あり　自己暗示→OS 6 プローブ根尖まで入る　7 を保存したいので抜歯
	8				6 抜歯→⑦6⑤ブリッジ
2014	4	50	30	3年ぶり	1 抜歯→②1①ブリッジ
2015	7	51		1年ぶり	2+2 しみる→1 抜髄

根分岐部病変といえども垂直方向にポケットがなければ維持できると教えてくれた患者さん

年齢（初診時）：41歳　性別：男性
主訴：歯周病を治したい
現病歴：1971年2月頃から年1回くらい下顎前歯部の歯肉が腫脹し、他医で切開してもらっていた。お姉さんが40歳代で総義歯になって、義歯で悩んでいるのを見て、自分は歯を大事にしようと思った。
全身的既往歴：慢性胃炎、特に薬は服用していない。

● ● ●

私にとって一番の先生は患者さんです。歯科医療の発展期に歯科医師になった私は、患者さんの生体から成書では学べない多くのことを教えていただきました。ここで紹介する患者さんも、そのお一人です。

患者さんは、私たちが歯周治療に目覚める前に来られました。当時は歯槽膿漏と言っていましたが、患者さんはご自分が歯槽膿漏だということをご存知でした。それまでも歯肉のどこかが腫れると近所の歯医者さんに行かれ切開し排膿されてきました。歯槽膿漏の治療も確立されていなく、多くの歯科医院ではその程度の治療しかしていない時代でした。

実は、患者さんのお姉さんは若くして歯槽膿漏になり、不幸にも40歳代には上下総義歯の生活になってしまったのです。毎日、義歯の具合が悪い、食事もままならないというのを身近に見られてきて、「自分は絶対にあのようにはなりたくない」という決意の元で歯医者さんを探しまわり、たまたま谷口歯科医院に来られた患者さんです。

当時は、今のように口腔内写真を撮る習慣もなくX線写真も粗末なものしかありませんでした。思い起こすと、その頃にアメリカ製の自動現像機を初めて導入したのですが、これがひどい代物で定着がうまくできない。

そのような状況だったので初診時の資料は限られてしまうのですが、たまたまスタディモデルを保存していたので、ある程度のことは模型から判断できます。そんな時代からの患者さんを37年間診させていただきました。

症例3-1　初診時　1974年6月

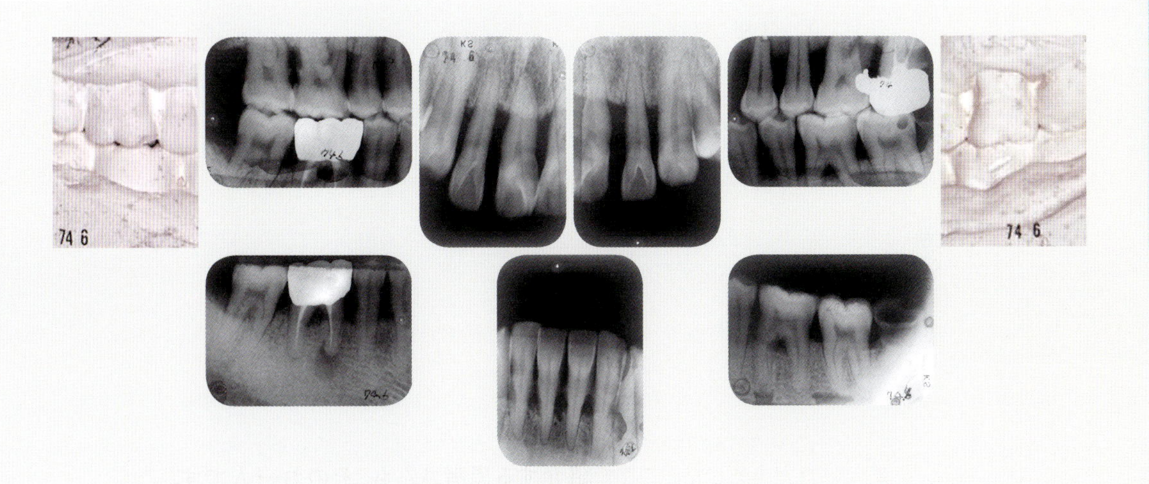

1974年6月初診　41歳　男性

お姉さんが早くから総義歯で悩んでいるのを見て、自分は歯を大事にしたい。とにかく歯槽膿漏を治したい、ということで来院された。印刷工をされていたからではないと思うが、とにかく歯が真っ黒でびっくりしたのを覚えている。

当時のプロービング値のチャートが残っているが、正直あまりあてにはならない。この頃は、歯周治療を本格的に行っていたわけでもなく、見よう見まねでプロービングを測っていた。ただ、これよりも浅いことはない。歯石で入らなかったり、ほとんどのポケットからは出血し、患者さんが痛いのを恐れてどうしてもアンダー気味になっている。いずれにしても全体的に重度に進行していた。

症例3-2　歯周治療開始時　1974年10月

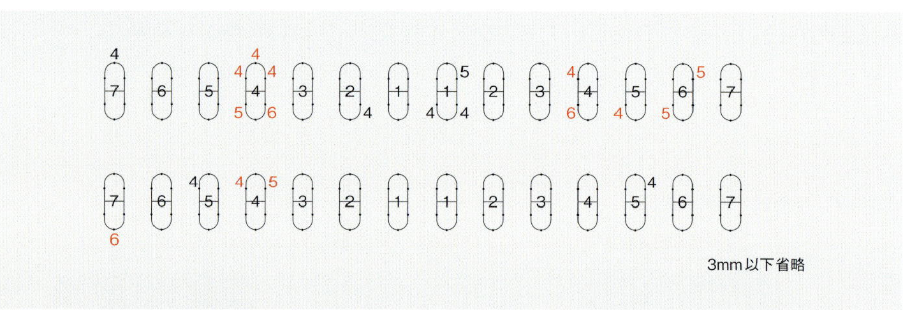

症例3-3　第2回再評価時　1975年3月

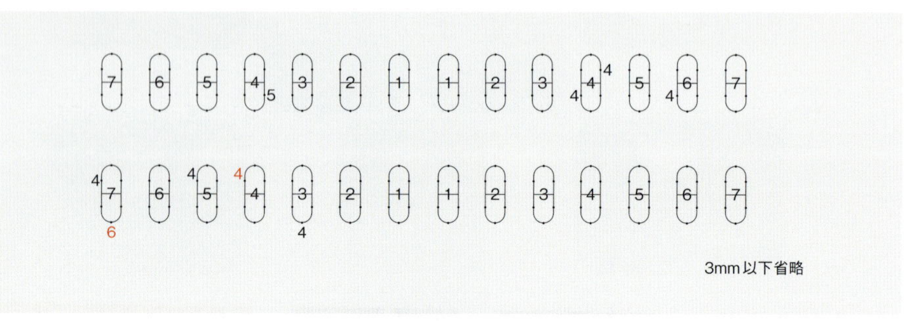

再評価　1975年3月

　歯槽膿漏を治したい、という患者さんの強い決意のもとで治療開始。「歯ブラシを一生懸命に行えばまだ間に合う」と言うと、「一生懸命にやるから先生たちも協力してくれ」と応えた。

　この患者さんは、まったく甘いものを口にせず、ブラッシングは徹底的にやるので、歯肉は退縮、露出した歯根がいつもピカピカに光っていた。右上4番の歯周ポケットは改善しないのでフラップを開けた。

症例3-4　定期健診時　1982年5月

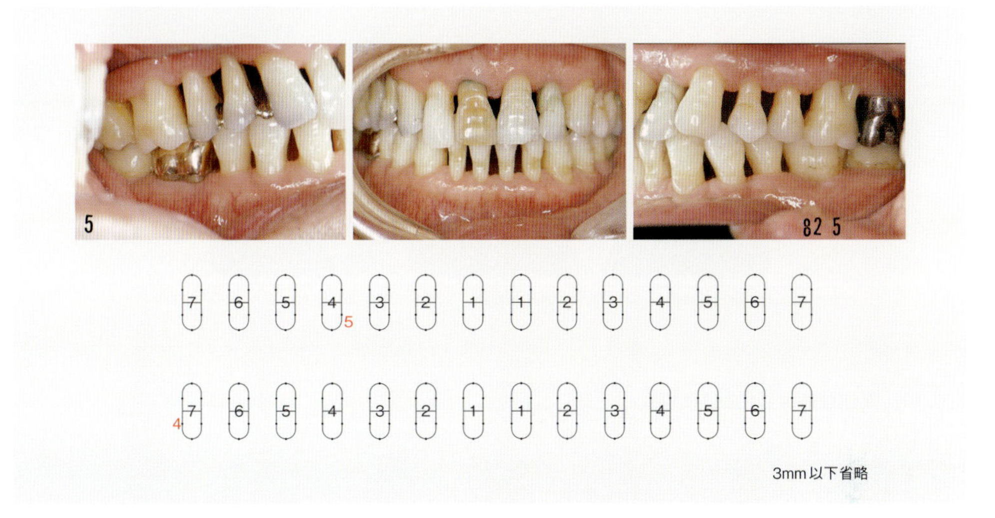

症例3-5　右上1番の経過

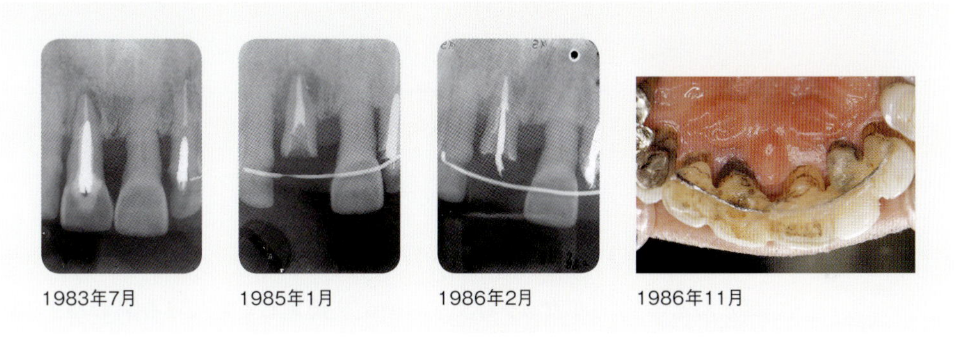
1983年7月　1985年1月　1986年2月　1986年11月

前歯をスクリューポストで修復　1981年10月

右上1番を中心に前歯もかなり進行していたので根管治療してスクリューポストで修復。1982年5月の第2回再評価時にはほとんどの歯周ポケットが4mm以下に改善した。ところが、1983年にはスクリューポストによる銅イオンの影響で右上1-1の歯根が緑色に変色したので除去。その後、前歯は暫間固定。翌年には暫間固定した右上1番が急性発作を起こし歯周ポケットも11mmになる。歯科衛生士共々必死に対応していたら、不思議なことに1年後の1985年には4mmに改善した。

症例3-6　右上4番の経過

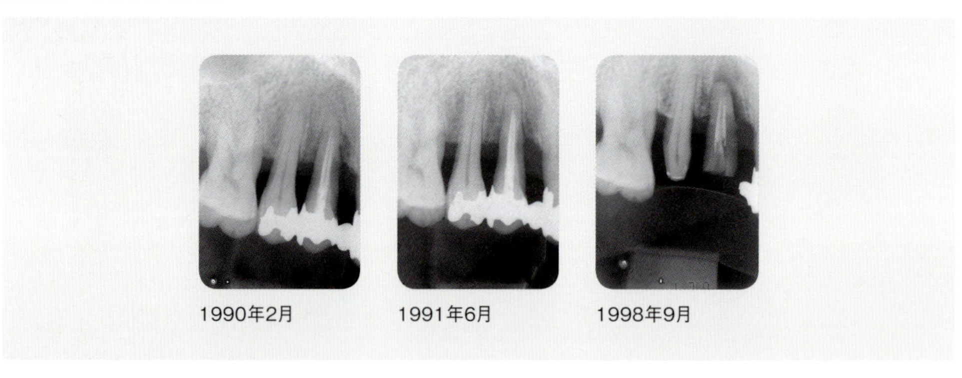

症例3-7　定期健診時　1988年11月

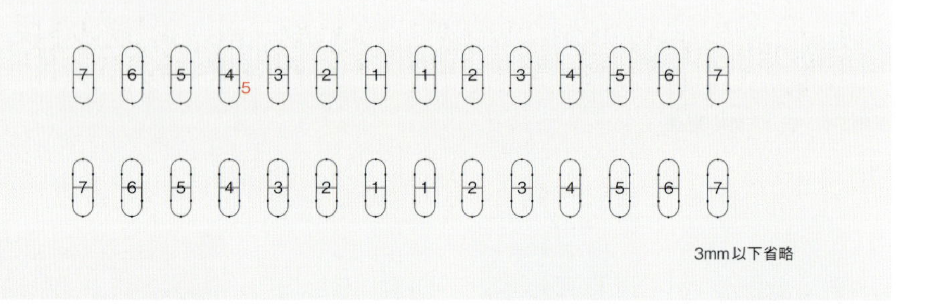

右上4番の近心　第2回再評価から1998年11月

　ほとんどの歯周ポケットも3～4mmで安定してきたにも関わらず、右上4番の近心はなかなか改善しない。それは、ここは根が凹んでいて、その所だけがどうしても水平線維ができにくくポケットが残ってしまう。それでも、注意深くメインテナンスしていくことで何とか維持していく。

症例3-8　右上6番の経過

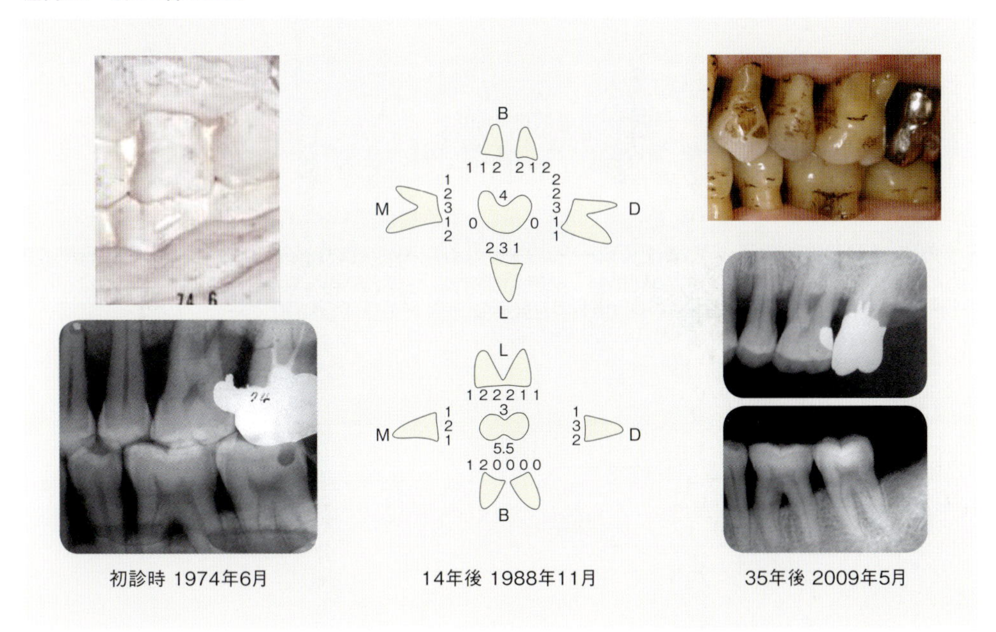

初診時 1974年6月　14年後 1988年11月　35年後 2009年5月

根分岐部病変に気づく　1988年11月から

左上6番を中心に根分岐部は初診時からthrough and throughで、何が起きてもおかしくない状態だと考えていた。しかし、ほとんど進行していないように感じた。

あらためてプロービングを測ったら、たしかに水平には頬側から4mm、舌側から3mmは入るのだが垂直的にはポケットがほとんど入らない。下顎も同じ状態で垂直ポケットがまったく入らない。根分岐部病変といえども垂直的なポケットがなければ維持できるのではないかと思った。

考えてみれば当たり前のことで、歯周病は根尖方向にポケットが深くなる病気だから「垂直方向にポケットがなければ維持できる」と、この患者さんから教えていただいた。初診から35年経った2009年のX線写真像でも垂直的なポケットがなく進行はしていない。

症例3-9　2009年5月

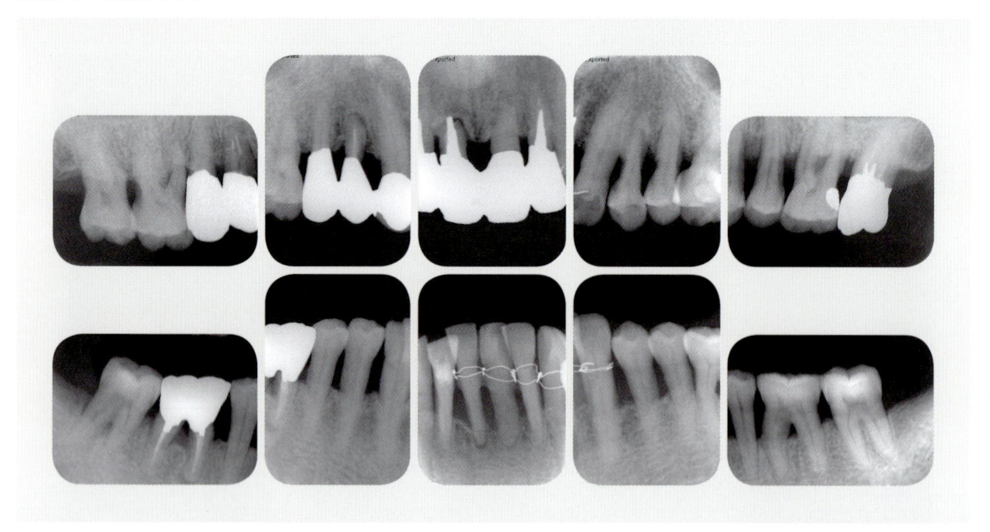

まとめ

とにかくこの患者さんは歯周病を治そうと一生懸命でした。私たちのブラッシング指導にも必死に応えてくれて、いつもピカピカによく磨けていました。また、定期健診も一度もキャンセルすることなくきちんきちんと毎回足を運んでくれました。

谷口歯科医院では、プラークコントロールと食生活指導という面から、患者さんの誰にでもシュガーコントロールのお話をさせていただくのですが、この患者さんはシュガーコントロールも徹底していました。それこそ、初診で来院されてから最後まで甘いものは一切食べない。ご本人に聞くと、「甘いものは嫌い」というほどです。

当初から前歯部は根尖しか埋まっていない状態ですから、途中から暫間固定してどれだけ保つのか心配でしたが、暫間固定のまま30年以上も維持してきました。下顎前歯などを修復するために削ったりしたら、それこそエンピツの芯のようになってしまうので、結果的にはこれで良かったと思います。患者さんもこの状態に慣れて不自由なく生活されているので、あえて触るようなことはしませんでした。

とにかく総義歯になりたくない、できるだけ自分の歯を保たせたい。という決意で、私たちの歯周治療に向き合ってくれた患者さん。本当に多くのことを教えていただきました。

症例経過リスト

年	月	年齢（歳）	治療年数	事項	経過
1974	7	41			⌊8 抜歯
	9			診断	本人の感想：このままだとみんな抜歯になってしまうといわれてびっくり。しかし、歯ブラシを一生懸命やればまだ間に合う。私たちも一生懸命やるからと励まされた
	10			歯周治療開始	
1975	3			再評価	4⌋の歯周ポケットが改善していない
	4				543⌋FOP
1981	10				1⌋、⌊2 根充→スクリューポスト 4⌋FOP
1982	4	49			⌊6 FOP　分岐部の骨整形フルーティング
	5			定期健診	⌊2 排膿
1983	7				1⌋歯根緑色に変色→スクリューポスト除去　Lに6mm
1984	5		10		1⌋B 11mm　根変色のまま
	8				1⌋失即充 動揺あり→ 2┼2 Tfix
1985	1				1⌋失即充 D8mm
	6				1⌋ 3～4mmに
1986	2				2┼2 Tfix 脱→再 Tfix
1988	11	55		定期健診	根分岐部病変に気づく
1989	2				1⌋　6mm
1990	10				1⌋　3mm
1991	2				4⌋M 6mm
	7				4⌋ FOP　上部3mmクラック　根面溝顕著 パフォあり
1992	8				2┼2　前装冠固定
1993	6				⌈1 6mm→FOP
1994	7	61	20	定期健診	
	12				1⌋FOP
1998	6				6⌉M 根 D 8mm
	7				4⌋ MTM
2004	6		30		腰が曲がってしまい歩くのも難儀。当院に来てから甘いものはほとんど食べない。子供たちもあまり食べないむし歯はほとんどない
2011	3	78	37	SPT	この後来院せず、高齢者施設に入所

20年間の歯周基本治療の成績

このようにして歯周治療に夢中になって約40年経ったのですが、最近になって実際どの程度治っているのか心配になり基本治療の成績をいろいろ調べてみました。

まず、初診時プロービング値が6mm以上複数個所ある患者さんを調べてみました。この調査は勤続3年未満の歯科衛生士2名の患者各3名と勤続5年以上のベテラン歯科衛生士5名の患者さん各5名合計31名の患者さんを対象にしました（**表4-1**）。

その結果は予想以上に素晴らしいものでした。第1回の再評価で6mm以上の歯周ポケットの85.0％が、さらにSPT移行時には96.5％が6mm以下になりました。つまり、ほとんどの歯周病は基本治療で治ることを表しています。そして、6mm以上の歯周ポケットの平均値は初診時7mmであったが第1回再評価時には3.7mmになりました。SPT時には3.1mm、定期検査時には3.3mmになっていました。また、勤続3年以上の歯科衛生士5名と3年未満の2名とで差はありませんでした。当然，新人の歯科衛生士は先輩のチェックを受けているし、できないところは手伝ってもらっている結果ですが、これは当院のモットーである「誰が担当しても同じ質の診療が受けられる」ことを示しています。

また、2016年になって20年以上定期的に来院している患者を無作為に選んで、その歯周基本治療中と10年後、20年後のプロービング値の変化を調べてみました（**表4-2、4-3、4-4**）。定期的といっても間隔は1年に1回程度が多く、しかも20年の間には2～3年間隔が開いてしまっている患者さんも多い中での定期的です。しかし、結果は自分としては充分満足できるものでした。

その結果をRamfjordや Kaldahらの研究結果のグラフに乗せてみました（**表4-5**）。彼らの調査は定期的に厳密に管理したうえでの数値であ

表4-1　谷口歯科医院における歯周基本治療の成績

1. 初診が2012年1月6日以降で、初診時6mm以上が複数箇所ある人（年齢25～68歳／平均年齢54.0歳）
2. 3年以上勤務5人の患者各5名と3年未満2人の患者各3名についてまとめた
3. 基本治療中にSPTまで保存した歯、738歯（12～28歯　／平均23.7歯）のうち初診時pb値6mm以上ある960部位
4. 第1回再評価からSPT移行時までに抜歯、歯周外科（10歯）、ジスロマック（2名）の使用をしたものはSPT以後除外した

		初診時	第1回 再評価時	SPT 移行時	定期 健診時
3年未満2人	6mm以上	216	29	9	－
	6mm以下率	0%	87%	96%	－
3年以上5人	6mm以上	710	115	24	26
	6mm以下率	0%	84%	95%	96%
7人の合計・平均	6mm以上	960	144	34	26
	6mm以下率	0%	85%	97%	97%
	平均ポケット	6.98mm	3.73mm	3.14mm	3.27mm

ベテランと新人の差がなかった、
――どの患者さんにも同レベルの診療を目指している証

表4-2　谷口歯科医院の歯周基本治療20年間の推移

1. 対象者：20年以上概ね定期的に来院する患者55名
2. 対象歯：そのうち初診時の歯周ポケットが7mm以上あり、SPTまで保存した167歯の20年間の推移
3. 初診時8mm（73歯）と7mmの歯（64歯）の推移と4mm以下率

（　）内は抜歯数

	初診時	第1回 再評価時	SPT 移行時	10年後	20年後
平均プロービング時（mm）	8.1	4.3	3.4	3.7（4）	3.2（9）
初診時8mmの変化（mm）	8	4.3	3.2	3.8（2）	3.3（3）
4mm以下率（%）	0%	61%	91%	74%	78%
初診時7mmの変化（mm）	7	3.8	3.3	3.8	2.9（2）
4mm以下率（%）	0%	76%	81%	83%	84%

りますが似たような結果になりました。彼らよりも成績が良いのは基本治療に対する取り組みの違いかもしれません（**表4-6**）。すなわち、

①当院では基本治療中に再評価、再SRPを繰り返してできるだけ歯周ポケットを残さないようにしています。また、ブラッシングのチェックに基本治療中十数回通院してもらったりすることもよくあることです。

②当院で特に重きを置いているシュガーコントロールをはじめとする食生活指導も関係しているかもしれません。私たちはプラークの主な原因は砂糖だと思っていますので、患者さんにシュガーコントロールの話をすることは欠かせないプラークコントロールの一環だと思っています。

③重症な歯周病の治療には咬合性外傷、とりわけ睡眠時ブラキシズムのコントロールは欠かせない重要なことと思っています。

④MTM、矯正的挺出や自然挺出あるいは第二大臼歯を守るために水平埋伏智歯の抜歯にいろいろな注意を払っています。

このように、歯周病の患者さんを診てゆくということは歯周組織だけでなく他の分野にもアンテナを張って診てゆく作業であるし、生活そのものを診てゆくことであると思っています。

表4-3　谷口歯科医院の歯周基本治療20年間の推移

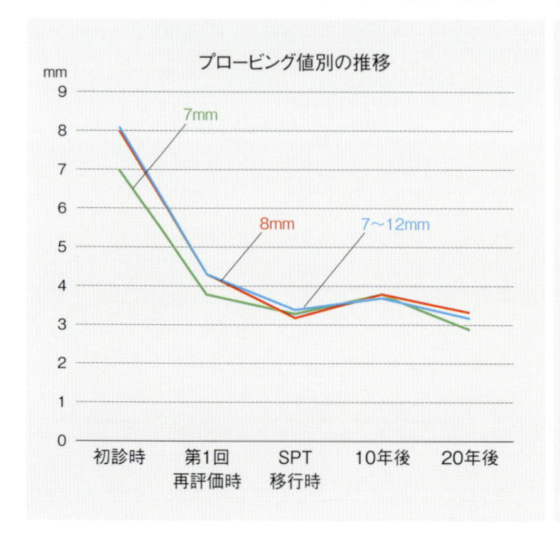

表4-4　初診時プロービング値別4mm以下率の推移

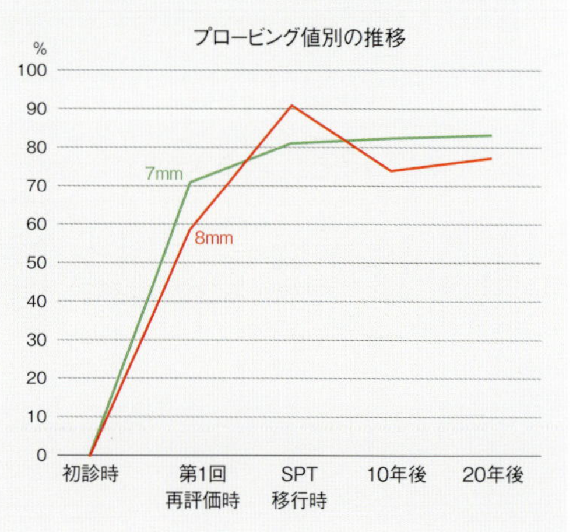

表4-5

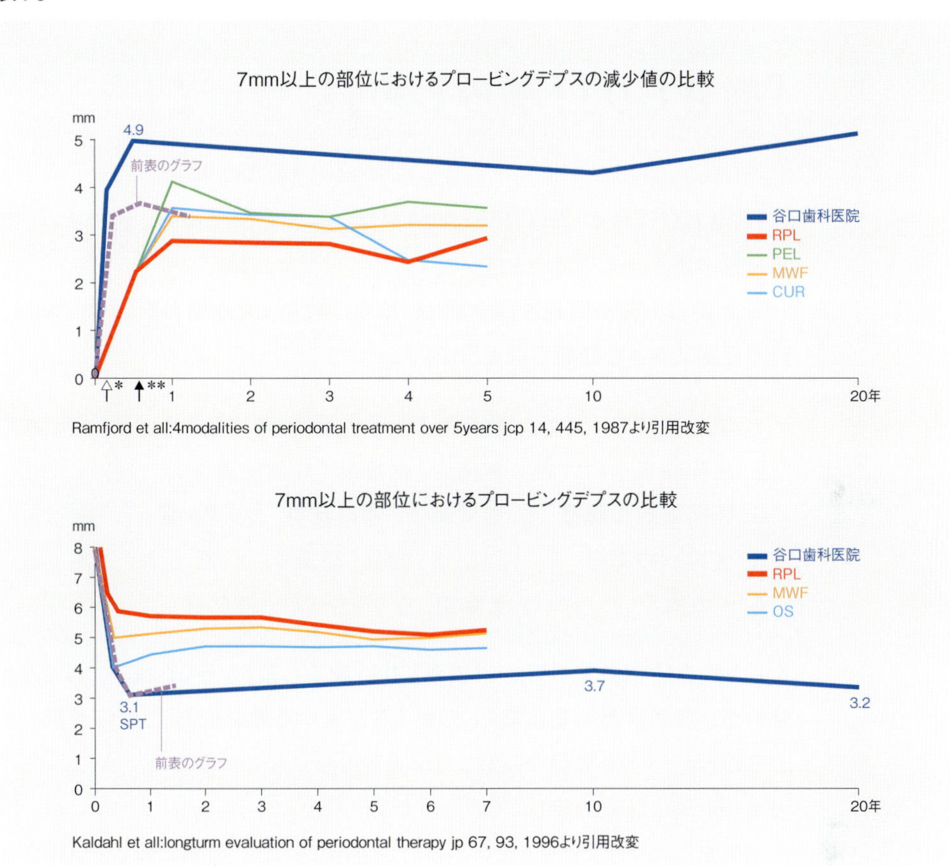

表4-6　谷口歯科医院の歯周基本治療

1. 1時間近くかけてモチベーションを行う
2. SRP→再評価→再SRP→再再評価スキルの限界まで
3. 基本治療の十数回の通院はふつう
4. 食生活指導（特にシュガーコントロール）に重きを置いている
5. 咬合性外傷（特にブラキシズム）のコントロールに重きを置いている
6. MTM（矯正的挺出、Uprighting）、歯列矯正、自然挺出等、歯の移動をよくする

「歯ぎしり」「噛みしめ」について

「歯ぎしり」「噛みしめ」は決して特異なことではありません。誰でもしている一種の癖と考えて良いと思います。

ですから、特に問題を起こさない限り、放置しても構わないのですが、時には次のような問題を起こします。

1. 歯への障害	歯の磨耗、歯の破折、歯がしみる、噛むと痛い等
2. 歯周組織への障害	歯肉炎、歯周病（＝歯槽膿漏）
3. 顎関節への障害	顎関節痛、開口障害、カックン音
4. 全身への障害	顔面痛、頭痛、肩凝り、腕のしびれ、腰痛
5. その他	舌痛症、むちうち症状、倦怠感

これらの症状のすべてが、「歯ぎしり」「噛みしめ」からくるわけではありませんが、無用な悪い癖はなくしておく方が良いと思います。この癖は眠っている時とか、何かに夢中になっている時とかに起こるので気づきにくいし、治すのも同じ理由で治りにくいものです。

治すためにマウスピースを入れる方法もありますが、道具に頼ると何時までもそれを入れていなければならないし、はずせばまた元に戻ってしまいます。あなたが、本気になって治す気になれば意外と簡単に治っていくものです。

では、その方法をお教えします。

1. まず、日中の気づきから始めます。

❶仕事等に夢中になっている時、ふと気がつくとしっかり噛みしめていたり、舌を吸いつけていたりしていることがあると思います。そんな時、肩を上下させ、首から上の力を思い切り抜いて、噛みしめた状態から一気に顎の力を抜いて、歯を噛み合わせないようにしてから、そのまま再び仕事に向かって下さい。

❷できたら、はじめのうちは、口もとも半開きにすると良いのですが、人前をはばかるようでしたら唇は合わせてもよいでしょう。
❸噛みしめているのって意外と気づきにくいものです。気づく方法として、普段よく使う道具や親指の付け根にマジックインクとかカラーテープとかで目印をつけて、それを見たら思い出すようにするとよいです。主婦でしたら、炊事やお掃除の時、事務の多い人は書いたりキーボードを打っている時、あるいは、車に乗っている時が噛みしめやすい時です。

2. 日中はなんとかできるとして、問題は夜眠っている時のことです。

眠っている時のことなど、コントロールできないと思っている人が多いと思います。しかし、「明日の朝4時に起きなければいけない」と思って寝ると、不思議とその時刻に目が覚めるということは多くの人が経験しています。眠っている間も、体内時計と「起きなければいけない」という意識が共同作業をして、正確にその時間に目が覚めるということを私たちは経験しています。そんなむずかしいことができるのですから、上下の歯を合わせないようにリラックスして眠るなどという作業は、「その気」になりさえすれば意外と簡単にできるものなのです。成功の秘訣はあなたがどれだけ「その気」になるかにかかっているのです。

[1] 前準備

❶枕を低くしましょう。

後頭の一番出っ張ったところより首の付け根近くに枕をするようにします。そうすると頭が少し上を向くので、口が開きやすくなります。おもに仰向けに寝る人は、バスタオルをロール状に巻いて長い枕をつくるのも良いでしょう。横向きに寝る人は、背筋がまっすぐになるように少し高い枕にしてください。

❷布団に入ったら何も考えないようにしてください。

布団の中は眠るだけの所と決めてください。もし、どうしても考える事があれば、もう一度、布団から出て考えてください。あるいは、朝、目覚めてから布団のなかで考える習慣をつけるとよい考えがでてきますよ。

[2] 本番

まず、思い切り噛みしめてみてください。1～2秒後に、フッと顎の力を一気に全部抜いてみて下さい。僅かに口が開くと思います。その位置が理想的なリラックスした位置で、このまま一晩中眠ってくれるといちばん良いのです。

次に、思い切り大きな口を開いてから、今度はガクンと脱力してみてください。たぶん、ほぼ同じ位置に顎が閉じるだろうと思います。ただし、顎の関節が痛くて開けない人は無理せず開けられる所まででいいです。

この時、呼吸を一緒に合わせると良いと思います。つまり、力を入れるときに息を吸って、いったん1～2秒止めてから、脱力する時に一気に吐くのです。

次に、肩に思い切り力を入れて、1～2秒してから突然脱力してください。この時も呼吸を合わせてください。同じように、胸、腹、太ももの脱力をして、最後に足の先からその日の全ての疲れとストレスを追い出してやるような気持ちで大きく息を吐き出しながら脱力します。何回もやっていると、手のひらや足の裏あたりが少し温かくなった感じがしてくるかもしれません。それをもっともっと感じてください。また、掛け布団が今までより重く感じたらうまく脱力できた証拠です。

最後にもう一度、顎の力が抜けていることと、上下の歯が噛み合っていないかを確かめます。

[3] 自己暗示

呼吸に意識を傾け、吐く時に脱力するのを繰り返しながら、手足やお腹が温かくなってくるのを感じてください。また、吐く時に、自分がリラックスできる言葉を唱えるのも良いでしょう。たとえば「リラックス、リラックス」「いい気分、いい気分」「楽だ、楽だ」等何でもよいです。また、「噛んではいけないぞ」「歯を合わせない」「開いて寝る」等を言い聞かせます。

そして、次の朝、今ある全ての症状がなくなって、すっきり爽やかに目覚めるあなたの姿をイメージしながら眠りに入ってください。

[Q & A]

Q 口を開いて寝たら喉が乾きませんか？

A 次の朝、口の中が乾いているようだったら喜んで下さい。自己暗示が、幾らかでもできていた証拠です。口が乾いたからといってすぐに何か障害があるわけではありません。
自己暗示ができるようになったら、今度は、上下の歯は噛み合わせずに唇だけ合わすようにしてください。

Q 気になって夜中に目が覚めたり、食いしばっているのに気付いて目が覚めたりするのですが、寝不足になりませんか？

A 夜中に目が覚めるようであれば、やはり喜んで下さい。自己暗示ができてきた証拠です。「歯ぎしり」「噛みしめ」はごく浅い睡眠の時にすると言われていますので、さほど睡眠不足にはなっていません。

Q 自己暗示がうまくいっているかどうかの判断は？

A 自己暗示が成功している度合いによって、はじめは、噛みしめた後に目が覚めるようです。やがて、噛みしめている時に目が覚め、もっとうまくできるようになると、噛みしめようとする前に目が覚めます。ほとんどできるようになると、朝目が覚めた時に、一晩中していなかったことが確信もてるようになります。

Q 「歯ぎしり」や「噛みしめ」をするのではないかと気になって、よく眠れなかったり、かえってストレスになってしまうのですが？

A 負担になるほど深刻にならないで下さい。「噛んではいけないんだぞ」などと言い聞かせないで、穏やかな顔をしている自分をイメージするようにして、リラックスして眠ることに重点を置いてください。

Q ぐっすり眠ってしまい、あまり変わりばえがしないのですが？

A 「絶対この癖を止めるんだ」という気持ちをもっと強く持って下さい。また、眠り込む時に、「絶対上下の歯を合わしてはいけないんだぞ」と強く言い聞かせてみてください。それでもうまくできなければ、一時的に寝るときだけ使うマウスピースを作ってさしあげます。

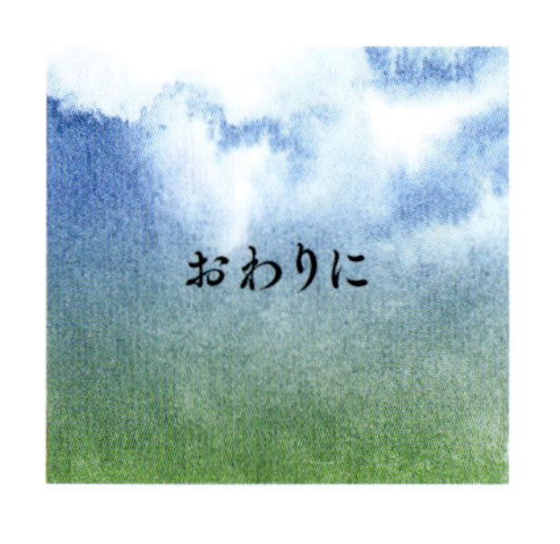

おわりに

以上、谷口歯科医院の47年を書いてきました。

このたびこの本を書くことになったとき、How to本にはしたくない、歯科医療人としての姿勢をくみ取っていただけるような本にしたいと思いました。しかし、結局はHow toいっぱいの本になってしまったかなと危惧しています。また、ここに書いたことは、はじめからこのようにやってきたわけではないのに、そのように読まれてしまうかなとかいう心配もあります。

この47年間には歯科界にはいくつかの流行り言葉がありました。一時的にその流れに乗ったり、また、反発したりして今日の谷口歯科医院があるような気がします。

う蝕予防にフッ素を応用したり、炎症があれば抗生剤、痛ければ鎮痛剤が当たり前に言われてきました。効果が早く、高い方法がベストという言葉にいつも違和感を持っていました。そして、そのために薬物を使用することにいつも疑問を抱いていました。たとえ効果が低くても遅くても治療は最小限の侵襲で、できれば患者さんの生体の治癒力や生活習慣の改善で対処したいと思ってきました。

また、一部で予知性の高い診療をと声高に言われるのにも疑問を持ちました。また、科学性といわれるものには「普遍性」とか「予知性」とかいう言葉が当てはまるのだと思いますが、自分たちの臨床は人様が作った普遍性や予知性の高い方法を模倣するよりも自分が患者さんの生体と会話しながら試行錯誤して得た治療法の方がその患者さんに合っていると思ってやってきました。

科学性といえばその最たるものはEBM(Evidence-based Medicine)ですが、EBMを知ることもEBMに則った診療をすることも非常に大事なことと思いますが、EBMは歯周治療のほんの一部しか網羅していないし、スキルが大きく左右する歯周病臨床によその国の学者さんが習慣や文化の違う他国の患者さんにやったEBMをそのまま受け入れることは僕の性には合いませんでした。それよりも自分がやった結果を常にまとめて再評価してゆく姿勢の方がずっと大切だと思います。

そして今思っていることは、できれば自分が担当している患者さんの歯の健康だけでなく「あなたは、あなたが食べたものからできている」という認識のもとに何をどのように食べるのが良いかということにも関わって、さらにその患者さんの家族が、もっと言えば子孫の健康にまで気を使える歯科医療人でありたいと思っています。

この本が上述のようなフィロソフィーと合致していたと思っていただければ、拙文ながらも上梓した意味があったと思います。

治療法選択の基準

効果が早く高い ◀――▶	生体の治癒力に期待
積極的に治療介入 ◀――▶	できるだけ介入しない
対症療法が大切 ◀――▶	原因除去療法
予知性が高い ◀――▶	多種の治療法を試行錯誤
普遍的 ◀――▶	個別対応
EBM ◀――▶	NBM
個人の健康 ◀――▶	子孫に責任が持てる医療

また、これらのフィロソフィーは谷口歯科医院の歴代のスタッフと共に作ってきたものであり、特に山岸貴美恵歯科衛生士は常に医院のオピニオンリーダー的存在で院長が折れそうになったり、日和っているとさりげなく叱咤激励してくれるよきパートナーでありました。

最後に、この本は提唱者でデンタルダイヤモンド社の中村彰一氏の粘り強い牽引がなければ世には出なかったと思います。だれて締め切りまでに間に合わない筆者のおかげで当初の予定より大幅に遅れてしまいましたが、なんとかここに上梓できることを本当にうれしく思います。

谷口威夫

谷口威夫（たにぐち たけお）

1967年　東京医科歯科大学卒業
1967年　同大学口腔外科に在籍
1969年　長野市にて開業
2007年　日本歯科医学会会長賞受賞
2015年　日本歯周病学会学会賞受賞／
　　　　日本歯周病学会名誉会員

日本歯周病学会認定歯周病専門医・指導医
日本臨床歯周病学会認定医・指導医
日本顎咬合学会認定医・指導医

●主な著書
『私の歯周療法』1989年　医歯薬出版
『ブラキシズムの基礎と臨床（共著）』1997年　日本歯科評論
『トータルから口をみる』1999年　株式会社松風
『歯周治療のストラテジー（共著）』2002年　医歯薬出版
『若手歯科医のための臨床の技50 歯周治療』
　2007年　デンタルダイヤモンド社

谷口歯科医院
〒380-0824　長野市南石堂町1271
TEL：026-226-0262／FAX：026-226-7114
E-mail：ttakeo@amber.plala.or.jp

山岸貴美恵（やまぎし きみえ）

埼玉県立厚生専門学院 卒業
1980～1989年　谷口歯科医院 勤務
1990～2004年　フリーランス
2005年～現在　谷口歯科医院 勤務

Design＆DTP
金子俊樹　対馬りか

6ミリ以上の歯周ポケットも改善できる8つの階段

発行日　2016年 5月 1 日　第1版第1刷
　　　　2017年12月21日　第1版第3刷
著　者　谷口威夫　山岸貴美恵
発行人　濱野　優
発行所　株式会社デンタルダイヤモンド社
　　　　〒113-0033 東京都文京区本郷3-2-15 新興ビル
　　　　電話＝03-6801-5810㈹
　　　　http://www.dental-diamond.co.jp/
　　　　振替口座＝00160-3-10768
印刷所　株式会社エス・ケイ・ジェイ